Schlafstörungen

Fortschritte der Psychotherapie
Band 7
Schlafstörungen
von Dr. Dr. Kai Spiegelhalder, Prof. Dr. Jutta Backhaus
und Prof. Dr. Dieter Riemann

Herausgeber der Reihe:
Prof. Dr. Dietmar Schulte, Prof. Dr. Kurt Hahlweg,
Prof. Dr. Jürgen Margraf, Prof. Dr. Dieter Vaitl

Begründer der Reihe:
Dietmar Schulte, Klaus Grawe, Kurt Hahlweg, Dieter Vaitl

Schlafstörungen

von Kai Spiegelhalder, Jutta Backhaus
und Dieter Riemann

2., überarbeitete Auflage

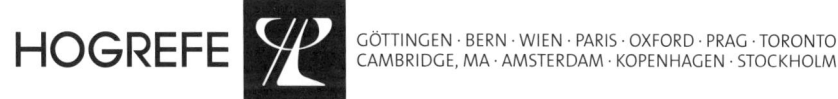

HOGREFE · GÖTTINGEN · BERN · WIEN · PARIS · OXFORD · PRAG · TORONTO
CAMBRIDGE, MA · AMSTERDAM · KOPENHAGEN · STOCKHOLM

Dr. phil. Dr. med. Kai Spiegelhalder, geb. 1977. 1998–2004 Studium der Psychologie und 2001–2008 Studium der Humanmedizin in Freiburg. 2008 Promotionen im Bereich Schlafforschung. Seit 2005 Wissenschaftlicher Mitarbeiter und Assistenzarzt im Schlaflabor der Abteilung für Psychiatrie und Psychotherapie des Universitätsklinikums Freiburg.

Prof. Dr. phil. Jutta Backhaus, geb. 1964. 1987–1994 Studium der Psychologie in Freiburg. 1997 Promotion. 1994–1999 wissenschaftliche Assistentin an der Universitätsklinik für Psychiatrie und Psychotherapie in Freiburg. 1999 Approbation zur Psychologischen Psychotherapeutin. 1999–2008 Leitende Psychologin und Leiterin des Schlaflabors an der Universitätsklinik für Psychiatrie und Psychotherapie in Lübeck. 2003–2008 Juniorprofessorin für neurobiologische Psychotherapieforschung an der Universität zu Lübeck. Seit 2008 Professorin und Leiterin der Abteilung für Klinische Psychologie und Psychotherapie an der Universität Bonn.

Prof. Dr. Dieter Riemann, geb. 1958. 1979–1985 Studium der Psychologie in München. 1988 Promotion. Ab 1985 klinisch-psychologische und wissenschaftliche Tätigkeit mit Schwerpunkt im Bereich Schlaf- und Depressionsforschung. 1992 Habilitation. Seit 1993 Professor für Klinische Psychophysiologie und Leiter der schlafmedizinischen Station in der Abteilung für Psychiatrie und Psychotherapie des Universitätsklinikums Freiburg.

Wichtiger Hinweis: Der Verlag hat für die Wiedergabe aller in diesem Buch enthaltenen Informationen (Programme, Verfahren, Mengen, Dosierungen, Applikationen etc.) mit Autoren bzw. Herausgebern große Mühe darauf verwandt, diese Angaben genau entsprechend dem Wissensstand bei Fertigstellung des Werkes abzudrucken. Trotz sorgfältiger Manuskriptherstellung und Korrektur des Satzes können Fehler nicht ganz ausgeschlossen werden. Autoren bzw. Herausgeber und Verlag übernehmen infolgedessen keine Verantwortung und keine daraus folgende oder sonstige Haftung, die auf irgendeine Art aus der Benutzung der in dem Werk enthaltenen Informationen oder Teilen davon entsteht. Geschützte Warennamen (Warenzeichen) werden nicht besonders kenntlich gemacht. Aus dem Fehlen eines solchen Hinweises kann also nicht geschlossen werden, dass es sich um einen freien Warennamen handele.

Bibliografische Information der Deutschen Nationalbibliothek

Die Deutsche Nationalbibliothek verzeichnet diese Publikation in der Deutschen Nationalbibliografie; detaillierte bibliografische Daten sind im Internet über http://dnb.d-nb.de abrufbar.

Die 1. Auflage des Bandes ist 1999 unter der Autorenschaft von Jutta Backhaus und Dieter Riemann erschienen.

© 2011 Hogrefe Verlag GmbH & Co. KG
Göttingen • Bern • Wien • Paris • Oxford • Prag • Toronto
Cambridge, MA • Amsterdam • Kopenhagen • Stockholm

http://www.hogrefe.de
Aktuelle Informationen • Weitere Titel zum Thema • Ergänzende Materialien

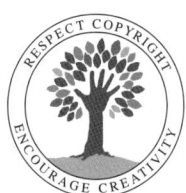

Satz: ARThür Grafik-Design & Kunst, Weimar
Druck: AZ Druck und Datentechnik GmbH, Kempten
Printed in Germany
Auf säurefreiem Papier gedruckt

ISBN 978-3-8017-2345-3

Inhaltsverzeichnis

1 Beschreibung des Störungsbildes

1.1 Einleitung

Mit dem Begriff „Schlafstörungen" werden viele zum Teil sehr unterschiedliche Erkrankungen zusammengefasst. So sind in der „International Classification of Sleep Disorders" (ICSD-2; AASM, 2005), einem Klassifikationssystem, das speziell für Experten für das Thema Schlaf und Schlafstörungen entwickelt wurde, über 80 verschiedene Schlafstörungen beschrieben.

Die am häufigsten in der Bevölkerung auftretenden Schlafstörungen sind die Insomnien. Mit diesem Begriff werden Einschlafstörungen, Durchschlafstörungen oder ein nicht erholsamer Schlaf bezeichnet, die sich negativ auf die Leistungsfähigkeit oder die Befindlichkeit am Tag auswirken. Demgegenüber werden Schlafsstörungen, bei denen eine erhöhte Tagesmüdigkeit oder -schläfrigkeit vorliegt, als Hypersomnien bezeichnet. Dazu gehören z. B. die schlafbezogenen Atmungsstörungen (Schlaf-Apnoe-Syndrom) oder die Narkolepsie. Unter Parasomnien wiederum versteht man spezifisch umschriebene Störungen, die mit dem Schlafen einhergehen und den Schlafprozess unterbrechen können, z. B. das Schlafwandeln oder das nächtliche Hochschrecken aus dem Schlaf (Pavor Nocturnus). Schlaf-Wach-Rhythmus-Störungen liegen vor, wenn es die Betroffenen nicht schaffen, einen regelmäßigen Tag-Nacht-Rhythmus einzuhalten, wie z. B. bei Schlafstörungen durch Schichtarbeit. Zudem gibt es motorische Störungen, die den Schlaf beeinträchtigen können, vor allem das sogenannte Restless-Legs-Syndrom.

Der Fokus des vorliegenden Buches liegt auf der Insomnie als der am weitesten verbreiteten Schlafstörung, die (fast) jeden Menschen zumindest vorübergehend betreffen kann.

> **Merke:**
> „Insomnie" bedeutet im eigentlichen Wortsinn eine komplette Schlaflosigkeit. Im klinischen Sprachgebrauch werden damit jedoch Ein- oder Durchschlafstörungen oder ein nicht erholsamer Schlaf und eine damit assoziierte Beeinträchtigung der Leistungsfähigkeit oder Tagesbefindlichkeit bezeichnet.

Im Folgenden werden hauptsächlich jene Insomnien behandelt, die weder auf organische oder psychiatrische Erkrankungen noch auf die Einnahme den Schlaf störender Substanzen zurückzuführen sind. In der ICD-10 (International Classification of Diseases) werden diese als „nicht organische Insomnie" (F51.0) klassifiziert. Im DSM-IV (Diagnostic and Statistical Manual of Mental Disorders) heißt diese Schlafstörung „primäre Insomnie"; der in der ICSD-2 gebrauchte Terminus „psychophysiologische Insomnie" ist ebenfalls nahezu identisch definiert. In Abgrenzung zu der nicht organischen/primären Insomnie werden Insomnien, die durch Erkrankungen oder eine Substanzeinnahme zu erklären sind, als sekundäre oder komorbide Insomnien bezeichnet.

1.2   Definitionskriterien

Die verschiedenen Schlafstörungen, die nach ICD-10 und DSM-IV kodiert werden können, sind in den Tabellen 1 und 2 dargestellt.

Tabelle 1: Klassifikation der Schlafstörungen nach ICD-10

Nicht organische Schlafstörungen	– F 51.0 Nicht organische Insomnie – F 51.1 Nicht organische Hypersomnie – F 51.2 Nicht organische Störung des Schlaf-Wach-Rhythmus – F 51.3 Schlafwandeln – F 51.4 Pavor nocturnus – F 51.5 Alpträume – F 51.8 Andere nicht organische Schlafstörungen – F 51.9 Nicht näher bezeichnete nicht organische Schlaf-störungen
Organische Schlafstörungen	– G 25.80 Periodische Beinbewegungen im Schlaf (PLMS) – G 25.81 Syndrom der unruhigen Beine (Restless-Legs-Syndrom) – G 47.0 Organisch bedingte Insomnie – G 47.1 Krankhaft gesteigertes Schlafbedürfnis (idiopathische Hypersomnie) – G 47.2 Störungen des Schlaf-Wach-Rhythmus – G 47.3 Schlafapnoe-Syndrom – G 47.4 Narkolepsie und Kataplexie – G 47.8 Sonstige Schlafstörungen (z. B. Kleine-Levin-Syndrom)

Die beiden Klassifikationssysteme folgen unterschiedlichen Prinzipien und sind dementsprechend schwierig miteinander zu vergleichen. Die ICD-10 unterteilt die Schlafstörungen in die organischen und die nicht organischen Schlafstörungen, während im DSM-IV drei Hauptkategorien bestehen, die primären Schlafstörungen, die Schlafstörungen im Rahmen einer psychiatrischen Erkrankung und die sogenannten „anderen Schlafstörungen".

Tabelle 2: Klassifikation der Schlafstörungen nach DSM-IV

Primäre Schlafstörungen	– 307.42 Primäre Insomnie – 307.44 Primäre Hypersomnie – 307.45 Schlaf-Wach-Rhythmus-Störung – 307.46 Pavor nocturnus, Somnambulismus – 307.47 Alpträume – 347 Narkolepsie – 780.59 Schlafapnoe-Syndrom
Schlafstörungen im Rahmen einer psychiatrischen Erkrankung	– 307.42 Insomnie im Rahmen einer Achse-I/II-Störung – 307.44 Hypersomnie im Rahmen einer Achse-I/II-Störung
Andere Schlafstörungen	– 780.52 Insomnie im Rahmen einer organischen Erkrankung – 780.54 Hypersomnie im Rahmen einer organischen Erkrankung

In der ICD-10 können Insomnien nur unter der Diagnose „nicht organische Insomnie" (F51.0) verschlüsselt werden. Insomnien im Rahmen einer psychiatrischen oder organischen Erkrankung werden nicht gesondert klassifiziert. Stattdessen wird in diesen Fällen lediglich die Hauptdiagnose angegeben. Im DSM-IV wird analog zur ICD-10-Diagnose „nicht organische Insomnie" die „primäre Insomnie" verschlüsselt. Schlafstörungen im Rahmen von psychischen oder organischen Erkrankungen können im Gegensatz zur Klassifikation nach ICD-10 auch verschlüsselt werden.

Die Kriterien für die Diagnosen „nicht organische Insomnie" nach ICD-10 und „primäre Insomnie" nach DSM-IV sind fast identisch (vgl. Kasten).

Diagnosekriterien für nicht organische/primäre Insomnien

1. Es werden Beschwerden über Ein- oder Durchschlafstörungen oder einen nicht erholsamen Schlaf geäußert.
2. Die Schlafstörung führt zu einer relevanten Beeinträchtigung der Tagesbefindlichkeit oder Leistungsfähigkeit.
3. Die Schlafstörung ist nicht auf eine andere Schlafstörung (z. B. Restless-Legs-Syndrom oder Schlafapnoe-Syndrom) zurückzuführen.
4. Die Schlafstörung ist nicht auf eine psychiatrische Erkrankung zurückzuführen (z. B. Depression oder generalisierte Angststörung).
5. Die Schlafstörung ist nicht auf die Einnahme von Substanzen zurückzuführen, die den Schlaf beeinflussen.

Neben den üblicherweise im klinischen Alltag verwendeten Klassifikationssystemen ICD-10 und DSM-IV gibt es, wie bereits in der Einleitung erwähnt, eine Klassifikation von Schlafstörungen für Schlafspezialisten, die ICSD-2 (International Classification of Sleep Disorders, 2. Auflage; AASM, 2005; deutsche Version der ersten Auflage: Schramm & Riemann, 1995). Die ICSD-2 umfasst mehr als 80 verschiedene Schlafstörungen und gruppiert diese in Insomnien, schlafbezogene Atmungsstörungen, andere Hypersomnien, circadiane Rhythmusstörungen, Parasomnien, schlafbezogene Bewegungsstörungen, Normvarianten und andere Schlafstörungen. In diesem Klassifikationssystem werden insgesamt 11 verschiedene Formen der Insomnie beschrieben (vgl. Kasten).

Formen der Insomnie nach der ICSD-2

1. Schlafanpassungsstörung (akute Insomnie)
2. Psychophysiologische Insomnie
3. Paradoxe Insomnie
4. Idiopathische Insomnie
5. Insomnie im Rahmen einer psychiatrischen Erkrankung
6. Inadäquate Schlafhygiene
7. Verhaltensbedingte Insomnie im Kindesalter
8. Insomnie im Rahmen von Drogen- oder Substanzgebrauch
9. Insomnie im Rahmen einer organischen Erkrankung
10. Nicht näher bezeichnete nicht organische Insomnie
11. Nicht näher bezeichnete organische Insomnie

Die nicht organische/primäre Insomnie wird nach der ICSD-2 in verschiedene Störungen unterteilt: die akute Insomnie, die psychophysiologische Insomnie, die paradoxe Insomnie (die früher als Fehlwahrnehmung des Schlafs bezeichnet wurde), die idiopathische Insomnie und die Insomnie im Rahmen von inadäquater Schlafhygiene. Für Schlafstörungen im Rahmen von Medikamenten- oder Substanzmittelmissbrauch sowie für Insomnien im Rahmen von psychischen Störungen gibt es eigene Diagnosen. Die Differenzierung der nicht organischen/primären Insomnie in verschiedene Untergruppen in der ICSD-2 ist teilweise artifiziell und erweckt den Eindruck einer Vielfalt von klar definierten Subformen, die sich nicht überlappen. Nach der klinischen Erfahrung ist dies jedoch nicht der Fall; es ist eher die Regel, dass bei einer nicht organischen/primären Insomnie sowohl psychophysiologische Faktoren als auch eine mangelhafte Schlafhygiene und eine Fehlbeurteilung des Schlaf eine Rolle spielen (vgl. Kap. 2.2).

Merke:

Nach ICD-10 und DSM-IV erfordert die Diagnose nicht organische/primäre Insomnie eine Beschwerde über Ein- oder Durchschlafschwierigkeiten oder nicht erholsamen Schlaf für mindestens einen Monat. Zudem muss die Schlafstörung zu einer Beeinträchtigung am Tag führen, wobei am häufigs-

---

4

ten Tagesmüdigkeit oder eine Einschränkung im sozialen oder beruflichen Bereich auftreten. Eine organische oder psychiatrische Ursache und eine Verursachung durch psychotrope Medikamente müssen ausgeschlossen werden, um die Diagnose vergeben zu können.

1.3 Differenzialdiagnostik

Im Rahmen der differenzialdiagnostischen Abklärung der Insomnie wird versucht, die Ursachen der Schlafstörung zu identifzieren. Mögliche zugrunde liegende Faktoren sind psychische Störungen, organische Erkrankungen und/oder die Einnahme psychotroper Substanzen.

1.3.1 Insomnien bei psychischen Störungen

Die meisten psychischen Störungen gehen mit Schlafstörungen einher (vgl. Tab. 3). Dabei ist insbesondere der Zusammenhang zwischen Depressionen und Insomnien wissenschaftlich sehr gut untersucht (siehe z. B. Riemann & Voderholzer, 2003).

Depression als Ursache für Insomnie

Tabelle 3: Schlafstörungen bei psychischen Störungen (nach Benca et al., 1992)

Erkrankung	Ein- oder Durch- schlafstörung	Tiefschlaf- reduktion	REM-Schlaf- Disinhibition	Hyper- somnie
Affektive Erkrankungen	+++	++	+++	+
Angststörungen	+	/	/	/
Alkoholismus	+	+++	+	/
Borderline-Störung	+	/	+	/
Demenzen	+++	+++	/	+
Essstörungen	+	/	/	/
Schizophrenie	+++	+	+	+

Anmerkungen: +++ = bei fast allen Patienten vorhanden; ++ = bei ca. 50 % der Patienten vorhanden; + = bei 10 bis 20 % aller Patienten vorhanden; / = bislang nicht beschrieben

Affektive Erkrankungen, Demenzen und Schizophrenien können zu einer erheblichen Beeinträchtigung der Schlafkontinuität, das heißt zu Ein- und Durchschlafstörungen, führen. Dabei gehören Schlafstörungen, insbesondere das frühmorgendliche Erwachen, sogar zu den Diagnosekriterien für depressive Episoden nach ICD-10. Zusätzlich kommt es bei psychischen Erkrankungen zu massiven Störungen des Tiefschlafs und der REM-Schlaf-Regulation. Hierbei ist die Enthemmung des REM-Schlafs (früheres Auftreten von REM-Schlaf im Verlauf der Nacht, längere REM-Schlaf-Episoden) bei Depressionen besonders typisch (Überblick bei Riemann et al., 2001). Aufgrund dieser Zusammenhänge zwischen psychischen Störungen und Veränderungen des Schlafs ist im Rahmen der Diagnostik von Insomnien eine ausführliche psychiatrisch/psychologische Abklärung sehr wichtig. Wenn eine Insomnie im Rahmen einer psychischen Störung entstanden ist, können die in Kapitel 4.2 erläuterten verhaltenstherapeutischen Methoden zur Behandlung eingesetzt werden. Diese Methoden werden jedoch üblicherweise alleine nicht ausreichen, um eine zugrunde liegende psychische Erkrankung psychotherapeutisch zu behandeln. In diesem Fall sollten auch störungsspezifische Therapiemethoden angewendet werden, wie die kognitive Verhaltenstherapie (Hautzinger, 1997, 1998) oder die interpersonelle Psychotherapie (Schramm, 1996) bei Depressionen.

Insomnie als Ursache für Depression

Eine für den Zusammenhang zwischen Insomnien und Depressionen wichtige Frage ist die nach dem Ursache-Wirkungs-Zusammenhang. So ist es nicht nur möglich, dass eine Insomnie als Folge beziehungsweise Symptom einer depressiven Störung auftritt, sondern auch umgekehrt, dass eine depressive Störung aus einer chronifizierten Insomnie resultiert. Mehrere Studien konnten dies überzeugend demonstrieren, so dass angenommen werden kann, dass nicht oder nicht adäquat behandelte Insomnien ein Risikofaktor für die spätere Entwicklung von Depressionen sind (Zusammenfassung bei Riemann & Voderholzer, 2003). Insofern ist eine rechtzeitige Insomniebehandlung eine präventive Maßnahme in Bezug auf die Entwicklung von depressiven Störungen.

1.3.2 Insomnien bei organischen Erkrankungen

Organische Erkrankungen als Ursache von Insomnien

Körperliche Erkrankungen beeinflussen den Schlaf oft durch die damit verbundenen Schmerzen, die die Betroffenen durch ihren störenden und aktivierenden Charakter nicht zur Ruhe kommen lassen. Schmerzen können außerdem bei entsprechender Lokalisation bestimmte Körperhaltungen unmöglich machen, die normalerweise zum Einschlafen eingenommen werden. Dies ist z. B. der Fall, wenn jemand durch starke Rückenschmerzen nicht so im Bett liegen kann, wie er das zum Einschlafen gewohnt ist. Darüber hinaus gibt es aber auch körperliche Erkrankungen, die den Schlaf empfindlich beeinträchtigen, ohne dass dabei Schmerzen eine Rolle spielen. Beispielsweise haben bestimmte Störungen der Schilddrüsen- oder der Nierenfunktion solch eine Wirkung (vgl. Kasten). Weiterhin sind schwerwiegende organische Erkrankungen meistens mit erheblicher Angst und Sorge verbunden, was als psychologische Folge der Grunderkrankung den

6

Nachtschlaf ebenfalls massiv stören kann. Zudem können viele der im Rahmen organischer Erkrankungen verordneten Medikamente den Schlaf beeinträchtigen (vgl. Kap. 1.3.3). Im Vordergrund der Behandlung von Schlafstörungen, die im Rahmen von organischen Erkrankungen auftreten, steht die Behandlung der Grunderkrankung. Leider ist die Grunderkrankung jedoch nicht immer zu heilen. In diesem Fall können die später beschriebenen verhaltenstherapeutischen Maßnahmen (vgl. Kap. 4.2) angewendet werden, um die Schlafstörung zu bessern.

Organische Erkrankungen, die zu Schlafstörungen führen

* Herz- und Lungenerkrankungen
* Chronische Nierenerkrankungen/Magen-Darm-Erkrankungen
* Endokrinologische Erkrankungen
* Chronischer Schmerz, z. B. bei rheumatischen Erkrankungen
* Maligne Erkrankungen
* Epilepsien
* Extrapyramidalmotorische Erkrankungen
* Polyneuropathien

Eine spezifische organische Schlafstörung, die mit einer Insomnie einhergeht, ist das „Restless-Legs-Syndrom" (Allen et al., 2003). Dabei haben die Betroffenen unangenehme Empfindungen in den Beinen (seltener auch Armen), die häufig als Kribbeln, Ziehen, Ameisenlaufen, Schmerzen oder Jucken beschrieben werden. Diese Empfindungen treten in der Regel dann auf, wenn die Patienten sich in Ruhe befinden und bessern sich, sobald sich die Betroffenen bewegen. Zudem verstärkt sich die Symptomatik abends oder nachts, beziehungsweise tritt nur abends oder nachts auf. Dadurch kann der Nachtschlaf massiv beeinträchtigt werden. So stehen die Betroffenen häufig nachts aus dem Bett auf und laufen herum, um ihre Symptome zu lindern. Die Ursache dieser Schlafstörung ist vermutlich eine Störung im Stoffwechsel des Neurotransmitters Dopamin. Dementsprechend sind dopaminerge Medikamente die Therapie der Wahl, wenn die Schlafstörung einen gewissen Schweregrad erreicht hat.

Restless-Legs-Syndrom

1.3.3 Substanzinduzierte Schlafstörungen

Eine Vielzahl von zentralnervös wirksamen Substanzen kann bei der Einnahme als Nebenwirkung die Symptome einer Insomnie hervorrufen. Einerseits kann es sich dabei um ärztlich verordnete Medikamente handeln, andererseits um Alkohol und illegale Drogen. Differenziert werden sollte, ob die Insomnie durch einen akuten oder chronischen Substanzgebrauch bedingt ist, oder ob sie im Rahmen eines Entzugs aufgetreten ist. Der folgende

Kasten gibt einen Überblick über wichtige zentral nervös wirksame Substanzen, die als Nebenwirkung Schlafstörungen auslösen können.

Substanzen, die zu einer Insomnie führen können
• Hypnotika (Benzodiazepine) • Blutdruckmittel (z. B. β-Blocker) und Asthma-Medikamente (z. B. Theophyllin, β-Sympathomimetika) • Hormonpräparate (z. B. Thyroxin, Steroide) • Antibiotika (z. B. Gyrasehemmer) • Antidementiva (z. B. Piracetam) • Diuretika • Antriebssteigernde Antidepressiva (z. B. Selektive-Serotonin-Reuptake-Inhibitoren, SSRIs) • Alkohol und andere Rauschmittel • Stimulierende Substanzen (Koffein und synthetische Substanzen, z. B. Amphetamine, Ecstasy)

Absetzversuch als Diagnostik

Ob eine Schlafstörung durch die Einnahme eines psychotropen Medikaments verursacht wird, lässt sich feststellen, indem die Substanz abgesetzt wird. Kommt es dabei zu einer Remission der Symptomatik, ist es sehr wahrscheinlich, dass die Beschwerden durch die Substanz verursacht wurden. Entsprechendes gilt auch bei Schlafstörungen im Rahmen einer Substanzabhängigkeit, z. B. von Alkohol. Allerdings ist dabei ein Absetzen der Substanzen nur dann möglich, wenn die Betroffenen mit einer Entzugsbehandlung einverstanden sind und dafür eine adäquate Motivation mitbringen. An eine Verursachung der Schlafstörung durch Alkohol und illegale Drogen ist auch dann zu denken, wenn der Konsum so geringfügig ist, dass keine Abhängigkeit vorliegt, da selbst ein gesellschaftlich legitimierter Konsum bereits zu einer Beeinträchtigung des Schlafs führen kann.

Hypnotika als Ursache von Insomnien

Es ist etwas paradox, dass im obigen Kasten auch Hypnotika genannt werden, obwohl diese als Schlafmittel eigentlich zu einer Verbesserung des Nachtschlafs führen sollen. Dies rührt daher, dass die in der Insomniebehandlung am häufigsten eingesetzten Medikamente, die Benzodiazepin-Hypnotika, bei langfristiger Einnahme mit dem Risiko einer Toleranz- und Abhängigkeitsentwicklung und der Rebound-Insomnie beim Absetzen verbunden sind (siehe dazu Riemann & Perlis, 2009). Eine ausführliche Darstellung dieses Problems erfolgt in Kapitel 4.1.

Die Behandlung einer durch Medikamente verursachten Schlafstörung ist problematisch, wenn die Symptomatik als Folge einer medikamentösen Therapie auftritt, die für den Patienten notwendig ist. In diesem Fall ist es sehr wichtig, Patienten bereits vor der Medikamenteneinnahme über diese Nebenwirkungen aufzuklären. Wenn Schlafstörungen auftreten und es nicht

8

möglich ist, das Medikament abzusetzen oder durch ein gleich wirksames Medikament zu ersetzen, können die in den Kapiteln 4.1 und 4.2 beschriebenen medikamentösen und nicht medikamentösen Therapiemaßnahmen eingesetzt werden, um die Schlafstörung zu behandeln.

> **Merke:**
>
> Bei Insomnie-Patienten ist eine eindeutige Zuordnung zu den Bereichen organisch bedingt/durch eine psychische Störung bedingt/substanzinduziert/primär oft nicht möglich, da in vielen Fällen mehrere Faktoren eine Rolle spielen. Zum Beispiel kann eine Insomnie erstmalig im Rahmen einer schwerwiegenden organischen Erkrankung auftreten, die neben den auch nachts vorhandenen Schmerzen auch mit deutlichem psychischem Leid verbunden ist. Tritt im weiteren Verlauf Depressivität auf, kann dies zu einer weiteren möglicherweise länger andauernden Störung des Schlafs führen. Selbst dann, wenn die zugrunde liegende organische Erkrankung erfolgreich therapiert wurde, kann die Insomnie persistieren. Dies kann häufig über das im Rahmen der akuten Insomnie gelernte dysfunktionale Verhalten der Betroffenen erklärt werden, das dann im Rahmen einer psychotherapeutischen Behandlung in den Vordergrund gestellt werden sollte.

1.4 Epidemiologie

Die Ergebnisse epidemiologischer Studien aus den letzten beiden Jahrzehnten weisen darauf hin, dass Insomnien ein sehr häufiges Gesundheitsproblem in westlichen Industrienationen sind. Ohayon (2002) fasste in einer Übersichtsarbeit die bis zum damaligen Zeitpunkt vorliegenden epidemiologischen Studien zusammen und kam zu dem Schluss, dass nach repräsentativen Umfragen etwa 10 % der erwachsenen Bevölkerung an einer chronischen Insomnie leiden. Davon liegt bei etwa $1/3$ der Betroffenen eine primäre Insomnie vor.

Insomnien sind sehr häufig

In einer aktuell publizierten Studie untersuchten Ohayon und Reynolds (2009) mehr als 25.000 Menschen, die für die Allgemeinbevölkerung in Frankreich, Deutschland, Italien, Portugal, Spanien, Finnland und Großbritannien repräsentativ waren. In dieser Studie erfüllten 9,8 % der Studienteilnehmer die DSM-IV-Kriterien für eine Insomnie, wobei etwa die Hälfte dieser Personen zusätzlich eine andere psychische Erkrankung hatte. Die primäre Insomnie hatte eine Prävalenz von 3 %. Weiterhin ist interessant, dass lediglich 25 % der Insomniker angaben, dass sie aufgrund ihrer Schlafstörung medizinische Hilfe aufgesucht haben. Etwa drei von vier Insomnie-Patienten bleiben demnach unentdeckt und erhalten keine medizinische oder psychotherapeutische Behandlung. Dies kann verschiedene Gründe haben: Zum einen kann es sein, dass Patienten ihrem Hausarzt nicht von ihren Schlafstörungen berichten, zum anderen ist es auch wahrscheinlich, dass Allgemeinärzte selten gezielt danach fragen, ob eine Schlafstörung vorliegt.

In Bezug auf die Situation in Deutschland haben wir in einer eigenen Studie die Häufigkeit und die Behandlung von Schlafstörungen in allgemeinärztlichen Praxen in Mannheim untersucht (Hohagen et al., 1991, 1993, 1994; Schramm et al., 1995). In diese Studie wurden 2.512 Patienten im Alter von 18 bis 65 Jahren eingeschlossen. Die Patienten, die zum ersten Messzeitpunkt an einer Insomnie nach DSM-III-R-Kriterien litten (diese Kriterien sind weitgehend mit den DSM-IV- und ICD-10-Kriterien identisch), wurden 4 Monate später noch einmal untersucht. Die Ergebnisse zeigten, dass Schlafstörungen mit einer daraus resultierenden Beeinträchtigung der Tagesbefindlichkeit sehr häufig in allgemeinärztlichen Praxen in Deutschland auftreten. Etwas mehr als 20 % aller Patienten, die ihren Hausarzt konsultieren, leiden unter ausgeprägten Schlafstörungen. Es besteht eine deutliche Zunahme der Häufigkeit von Schlafstörungen mit dem Alter (vgl. auch Ohayon, 2002), zudem sind Frauen etwa 1,5-mal so häufig betroffen wie Männer (vgl. auch Zhang & Wing, 2006). Die Standardbehandlung von Insomnien in der Allgemeinarztpraxis ist die Verschreibung von Benzodiazepin-Hypnotika, die häufig über mehrere Monate oder Jahre verordnet werden. Dabei zeigte sich in der Follow-up-Untersuchung, dass die Langzeitbehandlung mit Benzodiazepinen nicht zu einer langfristigen Besserung der Insomnie führt.

1.5   Verlauf und Prognose

Insomnien sind meistens chronisch

Epidemiologische Studien zeigen, dass Insomnien in der Regel chronisch verlaufen. Dies war z. B. das Ergebnis einer aktuellen kanadischen Untersuchung, in der Insomnie-Patienten über einen Zeitraum von drei Jahren beobachtet wurden (Morin et al., 2009a). Ein Resultat dieser Studie war, dass etwa 75 % der Patienten mehr als ein Jahr unter ihrer Schlafstörung litten. Bei etwa der Hälfte der Patienten bestand die Insomnie über die gesamten drei Jahre hinweg. Dabei war auffällig, dass Insomnien insbesondere bei Frauen und älteren Menschen chronisch verliefen. Zusätzlich kam es selbst bei etwa der Hälfte der Patienten, die im Untersuchungszeitraum eine Remission ihrer Beschwerden berichteten, zu einem erneuten Auftreten der Schlafstörung. Diese Ergebnisse bestätigen weitgehend diejenigen unserer Mannheimer Allgemeinarztstudie, in der ebenfalls etwa 75 % der Insomniepatienten mindestens ein Jahr unter ihrer Schlafstörung litten.

Wie bereits in Kapitel 1.3.1 beschrieben, wurde in mehreren Studien gezeigt, dass eine chronische Insomnie das Risiko erhöht, später an einer psychischen Störung zu erkranken. Insbesondere sind hier Depressionen,

Angststörungen oder Alkoholabhängigkeit zu nennen (Breslau et al., 1996; Buysse et al., 2008; Chang et al., 1997; Ford & Kamerow, 1989; Jansson-Frojmark & Lindblom, 2008; Livingston et al., 1993; Morphy et al., 2007). Aufgrund dieser Studienergebnisse nehmen wir an, dass eine frühzeitige adäquate Therapie der Insomnie möglicherweise auch eine Präventions-maßnahme gegen das Auftreten von psychischen Störungen ist. Bislang gibt es jedoch keine wissenschaftliche Untersuchung, in der der Effekt einer erfolgreichen Insomnie-Behandlung auf die spätere Entwicklung psychischer Störungen untersucht wurde.

Zudem ist es möglich, dass die medikamentöse Therapie der Insomnie mit Benzodiazepin-Hypnotika (vgl. Kap. 4.1) selbst ein Risikofaktor für eine Chronifizierung der Schlafstörung ist. Dieser Effekt könnte durch die typischen Nebenwirkungen der Benzodiazepin-Hypnotika bedingt sein, vor allem durch die Toleranz- und Abhängigkeitsentwicklung bei längerer Einnahme sowie durch das Phänomen der Rebound-Insomnie beim Abset-zen dieser Medikamente. Diese Nebenwirkungen veranlassen die Patien-ten möglicherweise, die Medikamente langfristig einzunehmen ohne be-gleitend psychotherapeutische Hilfe in Anspruch zu nehmen.

Es gibt ebenfalls Studien, nach denen die Insomnie mit einem erhöhten Risiko für organische Erkrankungen beziehungsweise sogar mit einer ver-kürzten Lebensdauer verbunden ist. Insbesondere wird diskutiert, ob die Schlafstörung langfristig negative Auswirkungen auf das Herz-Kreislauf-System hat. Insgesamt sind die Ergebnisse der entsprechenden Studien zum gegenwärtigen Zeitpunkt jedoch sehr inkonsistent. Relativ deutlich zeichnet sich jedoch ab, dass der Effekt der Insomnie auf organische Er-krankungen – falls es ihn gibt – eher klein ist und in Bezug auf die Grö-ßenordnung nicht mit anderen bekannten Risikofaktoren für kardiovasku-läre Erkrankungen wie Rauchen oder Übergewicht vergleichbar ist. Die entsprechenden Studien zum Zusammenhang zwischen der Insomnie und einer verkürzten Lebenserwartung sollten insbesondere auch dann kritisch gesehen werden, wenn die Schlussfolgerungen auf Querschnittanalysen beruhen. Es ist relativ nahe liegend, dass Patienten mit organischen Erkran-kungen aufgrund dieser Erkrankungen weniger und schlechter schlafen (z. B. wegen der damit verbundenen Schmerzen) und ebenfalls wegen der organischen Erkrankungen eine verkürzte Lebensdauer haben.

1.6   Komorbidität

Bei nahezu jeder depressiven Erkrankung treten Schlafstörungen auf, ins-besondere Störungen der Schlafkontinuität mit Ein- und Durchschlafstörun-gen sowie frühmorgendliches Erwachen (siehe z. B. Riemann & Voderhol-zer, 2003). Dabei gehören diese Schlafstörungen wie bereits in Kapitel 1.3.1

beschrieben aufgrund ihrer Häufigkeit zu den Diagnosekriterien für depressive Episoden. Insomnien im Rahmen von Depressionen haben insgesamt einen besseren Verlauf, wenn diese mit den in diesem Buch dargestellten Verfahren behandelt werden. Bei Abhängigkeitserkrankungen, insbesondere bei Alkoholmissbrauch und -abhängigkeit, tritt ebenfalls nahezu in jedem Fall eine Störung des Schlafes auf. Andersherum benutzen Insomnie-Patienten häufig Alkohol oder Hypnotika, um ihre Schlafstörung zu therapieren. Dementsprechend ist das Risiko für eine sekundäre Abhängigkeitserkrankung bei einer Insomnie erhöht. Zudem gehen Insomnien häufig mit Angststörungen einher, insbesondere mit der generalisierten Angststörung.

Insomnien wurden lange Zeit in primär und sekundär unterteilt, wobei die sekundären Insomnien die Schlafstörungen bezeichneten, die im Rahmen von anderen psychischen oder organischen Erkrankungen auftreten. Die Bezeichnung „sekundäre Insomnie" wurde jedoch zugunsten der Bezeichnung „komorbide Insomnie" aufgegeben, da eine Konsensuskonferenz der NIH (National Institute of Health, 2005) zu dem Schluss kam, dass die dem Begriff „sekundäre Insomnie" inhärente Annahme einer Verursachung der Insomnie durch eine andere Ursache nicht auf wissenschaftlicher Evidenz beruht.

Merke:

Die hohe Komorbidität von Insomnien mit organischen Erkrankungen und psychischen Störungen sowie Substanzge- und -missbrauch macht es notwendig, diese Faktoren in der Diagnostik der Insomnien sorgfältig zu erfassen.

2 Basiswissen über den Schlaf und Störungstheorien

2.1 Basiswissen über den Schlaf

Basale Schlafkenntnisse sind wichtig

Klinische Psychologen, psychologische Psychotherapeuten und Ärzte, die Patienten mit einer Schlafstörung behandeln, sollten basale Kenntnisse über den normalen Schlaf und die Schlafstörungen haben. Im Psychologie- und Medizinstudium werden die entsprechenden wissenschaftlichen Inhalte jedoch leider noch nicht ausreichend vermittelt. Das entsprechende Wissen kann sich ein Therapeut durch ein Literaturstudium (vgl. Kap. 7) aneignen. Zusätzlich ist es sinnvoll, wenn Psychologen und Mediziner, die sich auf die Insomnie-Behandlung spezialisieren, an einer Klinik hospitieren, die über ein Schlaflabor verfügt. Schlaflabore sind in Deutschland weit verbreitet und z. B. über die Homepage der Deutschen Gesellschaft für Schlafforschung und Schlafmedizin (DGSM, http://www.dgsm.de/) zu finden. Durch die praktische Tätigkeit in einem Schlaflabor können die grundsätzlichen Kenntnisse der Schlafphysiologie und -psychologie erworben werden. Zudem ist es möglich, das gesamte Spektrum der Schlafstörungen kennenzulernen. Im Rahmen der Therapie von Schlafstörungen ist es ratsam, sich zumindest während einer Therapiestunde ausführlich mit den Konzepten der Patienten zum Thema Schlaf zu befassen. Dabei können diese mit wissenschaftlich fundierten Vorstellungen verglichen werden, um dysfunktionale oder falsche Vorstellungen korrigieren zu können.

2.1.1 Schlafphysiologie

Die naturwissenschaftliche Schlafforschung existiert seit etwas mehr als 50 Jahren. Die Geburtsstunde dieses Forschungsgebiets war die Entdeckung des REM (Rapid Eye Movement)-Schlafs im Jahr 1953 durch Eugene Aserinsky und Nathaniel Kleitman in Chicago. Nach einer vor ungefähr 40 Jahren veröffentlichten Klassifikation wird der Schlaf in die Non-REM-Stadien (Stadium I bis IV) und den REM-Schlaf unterteilt (Rechtschaffen & Kales, 1968), wobei diese Klassifikation vor Kurzem modifiziert wurde (Iber et al., 2007).

Eine grafische Darstellung einer typischen Abfolge von Schlafstadien bei einem gesunden Erwachsenen findet sich in der oberen Hälfte der Abbildung 6 (S. 30). Die Schlafstadien unterliegen dabei einer relativ stabilen zyklischen Abfolge. Zu Beginn der Nacht wird nach kurzer Wachzeit das Stadium I erreicht, das den Übergang zwischen dem Wachzustand und dem Schlaf darstellt. In diesem Schlafstadium verbringen die meisten Menschen zunächst nur einige Minuten, bevor der eigentliche Schlaf mit dem Schlafstadium II beginnt. Nach einiger Zeit im Schlafstadium II folgen die „tiefen" Schlafstadien III und IV. Nach etwa 60 bis 70 Minuten wird der Schlaf wieder oberflächlicher, und nach etwa 80 bis 120 Minuten tritt die erste REM-Schlaf-Periode auf. Darauf folgend wiederholt sich ein zyklischer Ablauf aus Non-REM- und REM-Schlaf. Dabei ist auffällig, dass die tiefen Schlafstadien im Verlauf der Nacht immer kürzer und seltener werden, während die REM-Phasen länger werden. Auf der vegetativen Ebene (Herzfrequenz, Atemfrequenz) kommt es im Verlauf der Nacht zu einer Aktivitätsreduktion.

Der *entspannte Wachzustand* ist im EEG typischerweise durch ein Überwiegen des Alpha-Rhythmus (Hirnströme mit einer Frequenz zwischen 8 und 13 Hz) bei geschlossenen Augen gekennzeichnet. Dabei ist jedoch zu beachten, dass etwa 10 % aller Menschen keinen Alpharhythmus generieren und dieser bei weiteren 10 % nur eingeschränkt zu beobachten ist. Im EOG (Elektrookulogramm = Messung der Augenbewegungen) zeigen sich bei geschlossenen Augen keine Augenbewegungen, jedoch gelegentlich Lidschläge. Bei geöffneten Augen sind irreguläre Augenbewegungen (oder z. B. beim Lesen auch regelmäßige Augenbewegungen) zu beobachten. Das EMG (Elektromyogramm) zeigt im Wachzustand eine variable Muskelspannung, die üblicherweise höher ist als in den Schlafstadien.

Schlafstadien Im *Schlafstadium I* vermindert sich der Alpha-Rhythmus im EEG und langsamere Frequenzen, vor allem im Theta-Bereich, nehmen zu. Zudem treten langsame, rollende Augenbewegungen auf, und der Muskeltonus verringert sich. Auf der kognitiven Ebene werden im Stadium I häufig sogenannte hypnagoge Halluzinationen erlebt. Darunter versteht man optische Sinnestäuschungen im Halbschlaf, die bei Weckung als Traumbeginn beschrieben werden. Für das Schlafstadium I ist es allerdings auch typisch, dass Probanden, die geweckt werden, angeben, dass sie noch wach gewesen sind. Der gesunde Erwachsene verbringt etwa 5 % seiner gesamten Schlafzeit in diesem Schlafstadium.

Das *Schlafstadium II* wird als eigentlicher Einschlafzeitpunkt angesehen und ist durch das Auftreten von zwei sogenannten Graphoelementen des Schlafes, den Schlafspindeln und K-Komplexen, gekennzeichnet. Schlafspindeln sind eine Abfolge von schnellen Wellen im EEG mit einer Frequenz zwischen 11 und 16 Hz, die länger als eine halbe Sekunde andauern. K-Komplexe bestehen aus einer sehr schnellen negativen Welle mit einer anschließenden langsameren positiven Welle, deren Dauer ebenfalls über einer halben Sekunde liegt. Augenbewegungen treten im Schlafstadium II normalerweise nicht auf, die Muskelspannung ist üblicherweise noch etwas geringer als im Schlafstadium I. Das Schlafstadium II umfasst ungefähr 50 % der Gesamtschlafzeit.

Die *Tiefschlafstadien III und IV*, die auch als slow wave sleep (SWS) bezeichnet werden, beinhalten in mindestens 20 % der Zeit langsamwellige hochamplitudige Delta-Aktivität im EEG mit einer Frequenz von 0,5 bis 2 Hz. Die Muskelspannung ist geringer als in Schlafstadium II, Augenbewegungen treten üblicherweise nicht auf. Die Wahrscheinlichkeit für die Erinnerung von Trauminhalten ist bei Weckungen aus diesen Schlafstadien gering. In dem modifizierten Manual zur Klassifikation von Schlafstadien (Iber et al., 2007) sind die beiden Tiefschlafstadien zu einem Schlafstadium zusammengefasst. Der Tiefschlaf umfasst bei jungen gesunden Erwachsenen etwa 20 % der Gesamtschlafzeit, der Anteil nimmt jedoch mit dem Lebensalter deutlich ab.

Das *REM-Schlaf-Stadium* ist durch irreguläre schnelle Augenbewegungen (rapid eye movements, Dauer < 500 ms) charakterisiert und durch ein EEG, das dem des Stadium I sehr ähnlich ist. Die Muskelspannung ist im REM-Schlaf extrem niedrig, was durch eine aktive Hemmung der Muskulatur verursacht wird. Die Herz- und Atemfrequenz sind gegenüber dem Non-REM-Schlaf erhöht und unregelmäßig. Beim Mann treten im REM-Schlaf Peniserektionen auf, bei der Frau verstärkte Durchblutungen von Vagina und Klitoris. Nach Weckungen aus diesem Schlafstadium berichten Probanden über längere und lebhaftere Träume als bei Weckungen aus den Non-REM-Schlafstadien. Der REM-Schlaf nimmt etwa 20 bis 25 % der Gesamtschlafzeit in Anspruch.

2.1.2 Chronobiologie

Für das Verständnis von Schlafstörungen sind Erkenntnisse der chronobiologischen Forschung sehr relevant. Dieses Fach behandelt die zeitliche Organisation von Physiologie und Verhalten, wobei insbesondere der 24-Stunden-Rhythmus aus Tag und Nacht intensiv untersucht wird. Dabei wurde deutlich, dass Schlafen und Wachen sehr eng mit anderen biologischen Rhythmen, wie z. B. der Körpertemperatur oder der Ausscheidung von Hormonen, zusammenhängen (Überblick bei Kryger et al., 2005).

Der am häufigsten untersuchte Parameter biologischer Rhythmen ist die Körpertemperatur. Im Laufe eines 24-Stunden-Tages durchläuft die Körpertemperatur eine ungefähr sinusförmige Schwingung mit einem Minimum um etwa 2 Uhr nachts und einem Maximum am Nachmittag (vgl. Abb. 1). Ebenso weist z. B. die Ausschüttung des Hormons Kortisol, das auch als Stresshormon bezeichnet wird, eine zirkadiane Rhythmik auf. Es hat sein Minimum in den Abendstunden und im ersten Nachtdrittel und sein Maximum am Vormittag. Die Ausschüttung des Hormons Melatonin wird hingegen durch Licht unterdrückt, so dass dieses Hormon nur in der Nacht ausgeschüttet wird. In Untersuchungen in sogenannten zeitisolierten Umgebungen, in denen äußere Zeitgeber wie der Wechsel zwischen Hell und Dunkel nicht wahrgenommen werden können (z. B. in einem Bunker), zeigte sich, dass die Schlaf-Wach-Rhythmik und die Rhythmik der Körpertemperatur und anderer Hormone auch ohne äußere Zeitgeber einem regelmäßigen Rhythmus mit einer Länge von etwa 24 Stunden folgen.

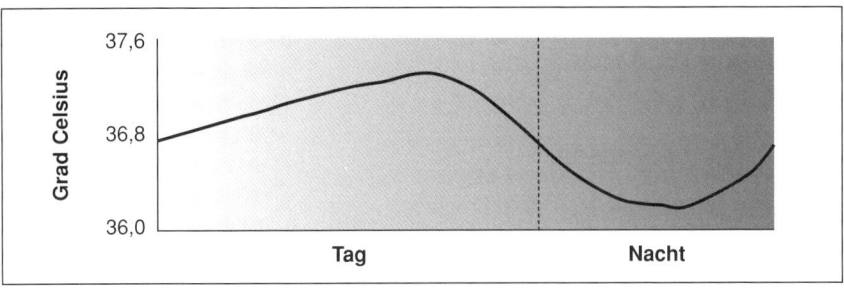

Abbildung 1: Der Verlauf der Körpertemperatur über 24 Stunden

Die Schlaf-Wach-Rhythmik des Menschen wird jedoch nicht nur durch endogene Faktoren und den Hell-Dunkel-Wechsel gesteuert, sondern auch durch soziale Faktoren. So ist es z. B. in Deutschland eher unüblich, dass ganztags berufstätige Menschen einen Mittagsschlaf halten, während dies in südlicheren Ländern oder in Deutschland bei älteren nicht berufstätigen Menschen deutlich verbreiteter ist. Dementsprechend wird angenommen, dass das für westliche Industrienationen typische monophasische Schlafmuster mit einer einzigen Schlafperiode in der Nacht primär durch soziale Konventionen und unser Arbeitsleben bedingt ist.

> **Merke:**
>
> Erkenntnisse der Chronobiologie stützen auch die Annahme, dass eine unregelmäßige Schlaf-Wach-Rhythmik, die zu einer Desynchronisation zwischen verschiedenen biologischen Rhythmen führt, eher ungünstig für einen guten Schlaf ist. Eine gewisse Regelmäßigkeit von Wachen und Schlafen ist demnach förderlich für einen gesunden Schlaf. Dabei ist es klinisch bedeutsam, dass insbesondere regelmäßige Aufstehzeiten (auch an Wochenenden) zu einer Stärkung der Synchronisation zwischen den verschiedenen biologischen Rhythmen führen.

Erkenntnisse der Chronobiologie sind klinisch auch für das Verständnis des „Jet Lag" und der Folgen von Schichtarbeit bedeutsam. Beim Jet-Lag-Syndrom leiden die Betroffenen nach Zeitzonenwechsel unter Ein- und/oder Durchschlafstörungen, erhöhter Tagesmüdigkeit, Beeinträchtigung der Leistungsfähigkeit und körperlichen Beschwerden wie Appetitstörungen, Übelkeit und allgemeinem Unwohlsein. Neben einer starken Lichtexposition am Zielort nach Transmeridianflug kann die Einnahme von Melatonin die Folgen des „Jet Lag" lindern. Schichtarbeit oder auch Arbeit zu konstant ungewöhnlichen Uhrzeiten (Dauernachtschicht) betrifft in Deutschland etwa 20 % aller Berufstätigen. Hierbei helfen chronobiologische Erkenntnisse insofern, als dass eine sinnvolle Schichtplanung zu einer Reduktion von Schlafstörungen beitragen kann. So verursachen kurze Nachtschichtperioden deutlich weniger Probleme als ein wöchentlicher Schichtwechsel. Bedeutsam ist zudem die Rotationsrichtung der einzelnen Schichten: Ein Vorwärtswechsel in der Reihenfolge Frühschicht – Spätschicht – Nachtschicht wird dabei am besten toleriert.

2.1.3 Ontogenese

Der menschliche Schlaf verändert sich deutlich im Verlauf des Lebens (Überblick bei Bliwise, 2005). Beim Neugeborenen findet sich typischerweise ein polyphasisches Schlafmuster mit mehreren über den Tag verteilten Schlafphasen, die in etwa 3- bis 4-stündigen Abständen durch Wachperioden unterbrochen werden. Im Verlauf des Kindesalters entwickelt sich aus diesem Schlafmuster nach und nach das typische Schlafmuster von Erwachsenen mit einer langen Schlafphase in der Nacht und einer langen Wachphase am Tag. Dabei verringert sich die Schlafdauer bis in das Erwachsenenalter deutlich und liegt im 30. Lebensjahr im Mittel bei etwa 7 bis 8 Stunden. Die Schlafdauer ist dann bis ins hohe Alter relativ stabil und fällt erst gegen Ende des Lebens noch einmal etwas ab. Nach dem Wegfall der Berufstätigkeit zeigt sich dabei häufig wieder ein biphasisches Schlafmuster, wobei zusätzlich zum Nachtschlaf kurz nach dem Mittagessen geschlafen wird. Die Schlafeffizienz, das Verhältnis aus der Schlafdauer und der Zeit, die im Bett verbracht wird, nimmt im Verlauf des Erwachsenenalters auch nach dem 30. Lebensjahr ab.

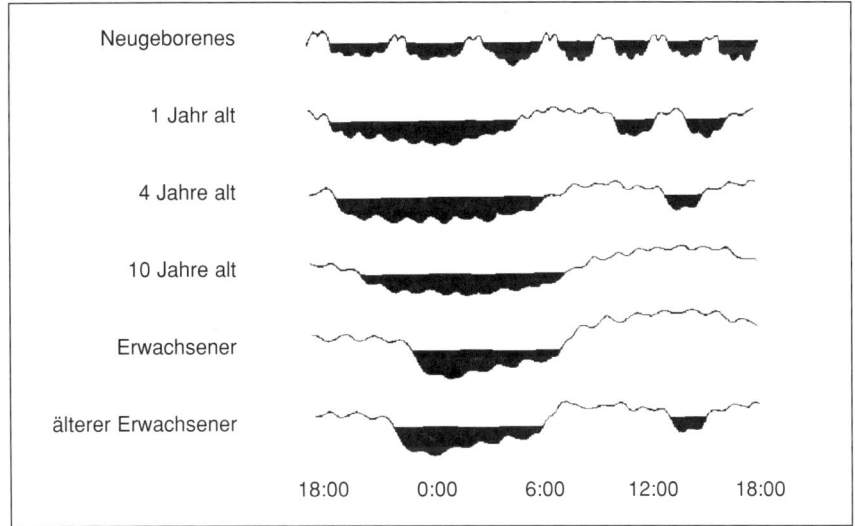

Abbildung 2: Der menschliche Schlaf im Verlauf des Lebens

Neben der Schlafdauer und dem zeitlichen Verteilungsmuster des Schlafs über den Tag verändert sich mit dem Alter auch die Zusammensetzung des Schlaf aus den verschiedenen Schlafstadien (Redline et al., 2004). Während beim Säugling der Schlaf zu etwa 50 % aus REM-Schlaf besteht, nimmt dieser Anteil in den ersten Lebensjahren deutlich ab und beträgt ab der Pubertät etwa 20 %. Im Verlauf des Erwachsenenalters ist der REM-Schlaf-Anteil relativ stabil und sinkt nur noch um wenige Prozentpunkte. Der Anteil des Non-REM-Schlafs nimmt über die Lebensspanne in dem Maße zu, in dem der REM-Schlaf-Anteil abnimmt, so dass der Anteil an Non-REM-Schlaf ebenfalls ab der Pubertät relativ stabil ist. Dies gilt jedoch nicht für die Zusammensetzung des Non-REM-Schlafs. So nimmt der Tiefschlaf im Verlauf des Lebens deutlich ab, wobei dieser Zusammen-

Die Schlafstruktur verändert sich über die Lebensspanne

17

hang im Erwachsenenalter vermutlich bei Männern etwas ausgeprägter ist als bei Frauen. Durch diese Abnahme ist schon bei 40- bis 50-jährigen gesunden Erwachsenen häufig kein Tiefschlaf mehr nachweisbar. Dies könnte die Erklärung dafür sein, dass ältere Menschen ihren Schlaf häufig als generell unerholsam und oberflächlich erleben. Der Tiefschlaf von Kleinkindern unterscheidet sich auch qualitativ von dem der Erwachsenen. So ist es nahezu unmöglich, Kleinkinder aus dem Tiefschlaf zu wecken, selbst wenn z. B. sehr laute Geräusche produziert werden.

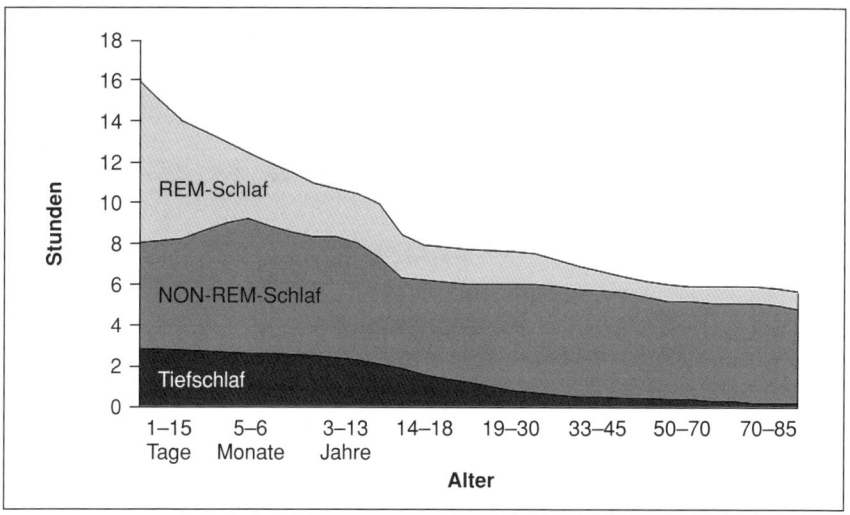

Abbildung 3: Die Zusammensetzung des Schlafes aus den verschiedenen Schlafstadien im Verlauf des Lebens

> **Merke:**
>
> Für die klinische Beurteilung von Schlafstörungen ist es sehr wichtig, das Alter der Betroffenen zu berücksichtigen. Außerdem ist das Schlafmuster bedeutsam, insbesondere die Frage, ob tagsüber geschlafen wird oder nicht.

2.1.4 Ein Modell der Schlafregulation

Das vermutlich bekannteste Modell der Schlafregulation ist das sogenannte Zwei-Prozess-Modell, das von Borbély (1982) stammt. In diesem Modell wird postuliert, dass das Schlaf-Wach-Verhalten sowohl von einem circadianen (Prozess C) als auch von einem homöostatischen Prozess (Prozess S) reguliert wird (vgl. Abb. 4).

18

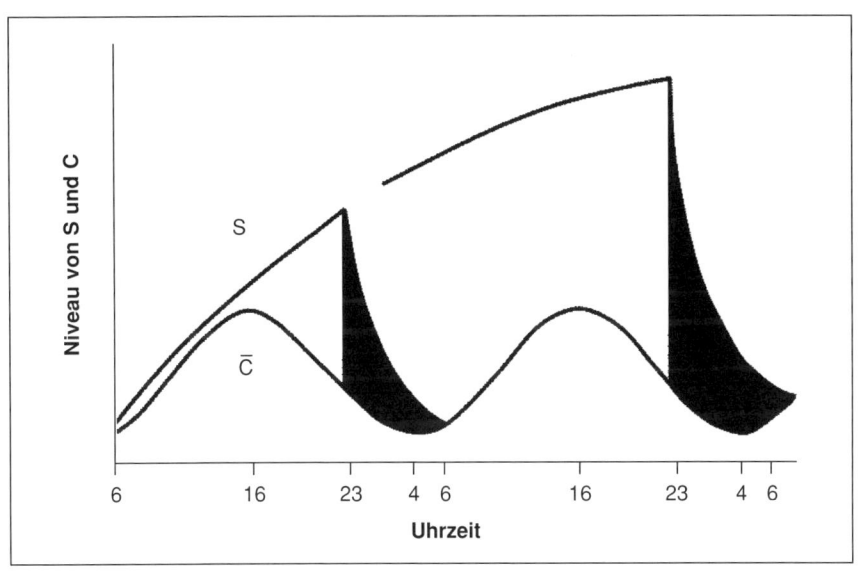

Abbildung 4: Das Zwei-Prozess-Modell der Schlafregulation (nach Borbély, 1982)

Der Prozess S repräsentiert den „Schlafdruck", der ansteigt, wenn die betreffende Person wach ist und abfällt, wenn die Person schläft. Durch einen steigenden „Schlafdruck" erhöht sich dabei die Wahrscheinlichkeit, dass die Person müde ist und einschläft. Diese Wahrscheinlichkeit für das Einschlafen wird aber auch durch den Prozess C mitbestimmt, der einer circadianen Rhythmik unterliegt, genau wie die Körpertemperatur, und unabhängig davon ist, ob eine Person wach ist oder schläft. Entsprechend der Abbildung ergibt sich die größte Einschlafneigung, wenn der Unterschied zwischen S und C maximal ist. Dabei stellen schwarze Bereiche zwischen S und C den Schlaf dar und weiße Bereiche zwischen S und C den Wachzustand. Die linke Hälfte der Abbildung zeigt einen normalen Tag mit einer normalen Nacht, wobei der Prozess S während des Tages ansteigt und beim Schlafen wieder abfällt. Das Einschlafen erfolgt dabei zu dem Zeitpunkt, an dem der Prozess C abgefallen ist und damit den Schlaf begünstigt. Die rechte Hälfte der Abbildung zeigt den Verlauf von S und C nach einer Nacht, in der nicht geschlafen wurde und in der darauf folgenden Nacht, in der aufgrund des erhöhten Schlafdrucks länger geschlafen wird.

Interessanterweise gibt es ein physiologisches Korrelat des Unterschieds zwischen S und C, die langsamwellige Delta-Aktivität im EEG, das heißt den Tiefschlaf. Dabei hat sich der Zusammenhang zwischen den Annahmen des Zwei-Prozess-Modells und der Delta-Aktivität in einer Vielzahl von Studien empirisch zeigen lassen. Die Gültigkeit des Zwei-Prozess-Modells ist nur bei schweren psychischen oder neurologischen Erkrankungen eingeschränkt, nicht jedoch bei der primären Insomnie. Dementsprechend kann

19

das Modell dazu dienen, Insomnie-Patienten grundlegende Prinzipien des Schlafes zu vermitteln. Dabei kann das Modell insbesondere zu der Einsicht verhelfen, dass nach schlechten Nächten auch wieder gute Nächte erwartet werden können. Das Modell kann zudem zur Erklärung der Wirksamkeit verschiedener verhaltenstherapeutischer Ansätze, z. B. der Stimuluskontrolle und der Schlafrestriktion (vgl. Kap. 4.2), herangezogen werden.

2.1.5 Funktionen des Schlafs

Experimentelle Studien an Menschen zeigten, dass ein Schlafentzug über Zeiträume von 5 bis 10 Tagen nicht zu schwerwiegenden organischen oder psychischen Schäden führt, sondern „nur" zu einer extremen Müdigkeit. Dabei war es allerdings bei den meisten Versuchspersonen nach einigen Tagen kaum noch möglich, sie länger wach zu halten, ohne dass sie nicht sofort wieder eingeschlafen wären. Dafür, dass Schlaf auf längere Sicht unentbehrlich ist, sprechen viele Untersuchungen an Tieren, bei denen länger anhaltender Schlafentzug eine Stoffwechselentgleisung und eine Dysregulation der Körpertemperatur mit tödlichem Ausgang bewirkt. Sehr wahrscheinlich ist, dass Schlaf der metabolischen Erholung dient. Für den REM-Schlaf, der beim Neugeborenen fast 50 % der Schlafzeit einnimmt, wird zudem angenommen, dass er für die Ausbildung neuronaler Regelkreise notwendig ist. Der Tiefschlaf hingegen ist nach einer aktuellen Theorie bedeutsam, um die Stärke der Zellverbindungen im Gehirn, der Synapsen, zu regulieren (Tononi & Chirelli, 2006). Arbeiten aus der immunologischen Forschung weisen darauf hin, dass der Schlaf eine wichtige Funktion für die körpereigene Abwehr erfüllt. Dauerhafte Schlaflosigkeit könnte demnach eine Schwächung des Immunsystems bewirken. Trotz dieser verschiedenen Theorien über die Funktionen des Schlafes gibt der aktuelle Stand der Forschung keine abschließende Antwort auf die Frage nach der Funktion des Schlafes.

Merke:

Da bisher eine naturwissenschaftlichen Kriterien genügende Erklärung, warum wir schlafen, noch nicht gelungen ist, müssen wir uns zunächst mit der Alltagsweisheit begnügen, dass Schlaf immer noch das beste Mittel gegen Müdigkeit ist.

2.2 Ätiologie der primären Insomnie

In aktuellen ätiologischen Modellen der primären Insomnie wird betont, dass das Wechselspiel zwischen einer kognitiven, emotionalen und physiologischen Übererregung (Hyperarousal) des Organismus mit einem damit

20

einhergehenden veränderten Verhalten der Betroffenen zentral für die Entwicklung und Aufrechterhaltung der Schlafstörung ist (siehe z. B. Riemann et al., in Druck). Ein derartiges „Teufelskreis"-Modell ist in Abbildung 5 dargestellt.

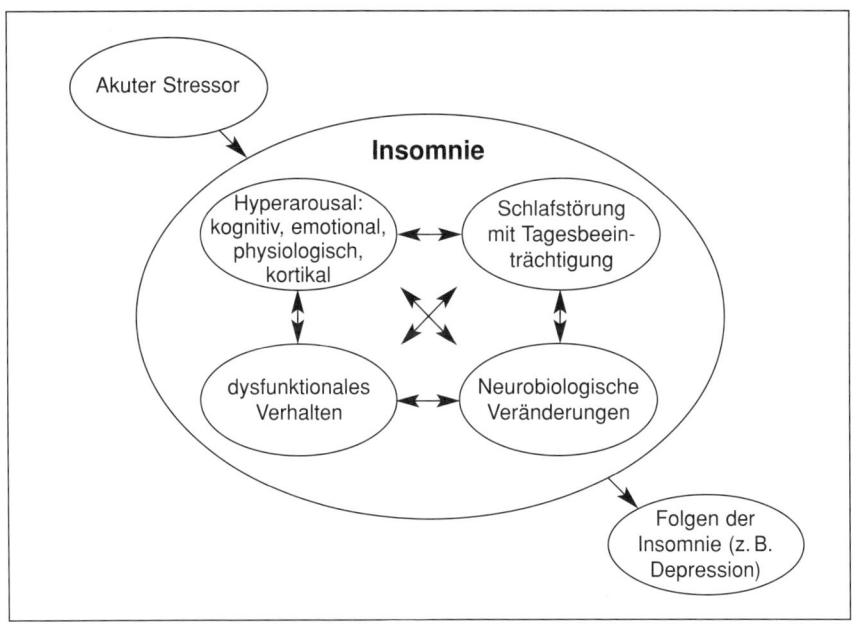

Abbildung 5: Ein Teufelskreis-Modell der primären Insomnie

2.2.1 Kognitives Hyperarousal

Mit dem Begriff des kognitiven Hyperarousals wird bezeichnet, dass Menschen mit einer primären Insomnie zum Grübeln neigen. Vor allem abends im Bett gehen den Betroffenen oft pausenlos Gedanken durch den Kopf, und es gelingt ihnen kaum, gedanklich „abzuschalten". Inhaltlich denken diese Menschen häufig an belastende Lebensumstände oder – was ebenfalls sehr typisch ist – an ihre Schlafstörung und deren Folgen. So machen sich viele Betroffene im Bett starke Sorgen darum, ob ihr Schlaf ausreichend sein wird, um für den nächsten Tag gerüstet zu sein. Ebenfalls typisch ist, dass sie darüber nachdenken, wie viele Stunden Schlaf bis zum Aufstehen am nächsten Morgen noch maximal möglich sind, was meistens damit verbunden ist, dass die Betroffenen auf die Uhr schauen (vgl. Kap. 2.2.4). Dieses inhaltlich auf den Schlaf bezogene kognitive Hyperarousal kann bei Insomnie-Patienten auch experimentell in Studien nachgewiesen werden. So haben die Betroffenen eine Tendenz dazu, ihre Aufmerksamkeit sehr schnell und leicht auf Dinge zu richten, die mit dem

Grübeln

Thema Schlaf zu tun haben (siehe z. B. Spiegelhalder et al., in Druck). Ein interessanter Effekt ist zudem, dass Schlafgestörte ihre kognitive Aktivität während des Einschlafens anders als Gesunde interpretieren, und zwar eher als Wachsein und weniger als Schlafen oder Halbschlaf.

Im Hinblick auf inhaltliche kognitive Unterschiede zwischen Insomnie-Patienten und Gesunden konnte gezeigt werden, dass Insomniker dazu neigen, Probleme eher als unkontrollierbar zu empfinden. Zudem neigen Insomnie-Patienten dazu, die Konsequenzen einer Schlafstörung dramatischer einzuschätzen als Gesunde. Dies zeigt sich im Gespräch häufig in unrealistischen Befürchtungen der Betroffenen hinsichtlich dessen, wie sich die Schlafstörung auf die generelle Gesundheit auswirkt. Außerdem haben Insomnie-Patienten häufig sehr hohe Erwartungen an den Schlaf (z. B. an ihre Schlafdauer oder an den erholenden Effekt des Schlafs) und irrige Annahmen über Verhaltensweisen, die den Schlaf beeinflussen (z. B. die Annahme, dass eine Verlängerung der Bettzeit zu mehr und besserem Schlaf führt).

2.2.2 Emotionales Hyperarousal

Emotionales Hyperarousal zeigt sich bei Menschen mit einer nicht organischen/primären Insomnie beispielsweise daran, dass die Betroffenen ängstlicher sind als andere Menschen. Generell zeigen Studien, dass Insomniker zu negativeren Emotionen neigen als Menschen, die gut schlafen, wobei dies insbesondere für die Zeit zutrifft, in der die Insomniker abends wach im Bett liegen. Zum Beispiel ärgern sich dann viele Betroffene stark darüber, dass sie nicht (ein)schlafen können. In Bezug auf Persönlichkeitseigenschaften zeigte sich in Fragebogen-Untersuchungen, dass Insomnie-Patienten zu stärkerer Depressivität sowie zu stärker ausgeprägtem Neurotizismus neigen als gesunde Kontrollpersonen. Bei Menschen mit einem guten Schlaf findet sich hingegen eine stärkere Tendenz dazu, Dinge optimistisch zu sehen, was möglicherweise einen positiven Einfluss auf den Schlaf hat.

2.2.3 Physiologisches Hyperarousal

Die Frage, ob sich bei Insomnie-Patienten ein erhöhtes physiologisches Aktivitätsniveau nachweisen lässt, ist in vielen Studien untersucht worden. So gibt es einige Untersuchungen, die dafür sprechen, dass eine primäre Insomnie mit einem erhöhten Blutdruck einhergeht, wobei dieser Effekt möglicherweise nur nachts nachzuweisen ist (vgl. Lanfranchi et al., 2009). Eine erhöhte Herzrate ist möglicherweise ebenfalls mit Insomnien assoziiert, wobei der Unterschied zwischen Insomnie-Patienten und Gesunden in dieser Variable vermutlich nicht sehr groß ist (vgl. Nilsson et al., 2001). In Bezug auf die Körpertemperatur gibt es eine kürzlich erschienene Übersichtsarbeit von Lack et al. (2008). Danach geht die Insomnie mit einer erhöhten Körpertemperatur einher, zumindest wenn die Temperatur bei älteren Patienten nachts gemessen wird. Mehrere Studien gibt es auch zum sogenannten „Stresshormon" Cortisol. Die Ergebnisse sind dabei etwas uneinheitlich, es ist aber möglich, dass die Insomnie mit einer erhöhten Ausschüttung von Cortisol einhergeht.

Die neurobiologischen Grundlagen der Insomnie wurden bislang nur in einigen wenigen Studien untersucht. In einer häufig zitierten Pilotstudie von Nofzinger et al. (2004) wurden sieben Insomnie-Patienten und 20 Kontrollpersonen mit der Positronen-Emissions-Tomographie (PET) untersucht. Dabei fanden die Autoren bei den Insomnie-Patienten im Wachzustand und im Non-REM-Schlaf einen erhöhten Glukoseumsatz sowohl in basalen aktivierenden Arealen wie dem aufsteigenden retikulären aktivierenden System (ARAS) und dem Hypothalamus als auch in limbischen Arealen, die für ihre Beteiligung an der Emotionsregulation bekannt sind (Hippocampus, Amygdala, anteriorer cingulärer Cortex). Dieser erhöhte Metabolismus wurde von den Autoren als direktes neurobiologisches Korrelat des Hyperarousals interpretiert. Strukturell fanden wir mit der Magnetresonanz-Tomographie (MRT) ebenfalls in einer Pilotstudie eine Verkleinerung des Hippocampus bei chronischen Insomnie-Patienten (Riemann et al., 2007). Dieser Befund könnte durch einen erhöhten Cortisolspiegel in dieser Patientengruppe bedingt sein (vgl. Geuze et al., 2005) und mit einer Einschränkung von Lern- und Gedächtnisfunktionen verbunden sein (Nissen et al., 2006).

Neuro-biologische Auffälligkeiten

Insomnie-Patienten geben auch subjektiv an, dass sie körperlich angespannt sind. In einer Studie von Nicassio et al. (1985) wurden Insomniker und gute Schläfer nach subjektiven körperlichen Empfindungen befragt, wobei sich zeigte, dass die Schlafgestörten ein signifikant höheres körperliches Aktivierungsniveau während des Einschlafens empfanden als Gesunde.

Unklar ist generell, ob es sich bei den drei genannten Formen des Hyperarousals um eine Ursache oder um eine Folge bzw. Begleiterscheinung der nicht organischen/primären Insomnie handelt. Dies liegt vor allem daran, dass es zu diesem Thema in erster Linie Querschnittsuntersuchungen gibt, so dass Ursache-Wirkungs-Zusammenhänge nicht sicher beurteilbar sind. In Bezug auf die Entwicklung von Behandlungsansätzen haben die zahlreichen Studien zum Hyperarousal mit den entsprechenden theoretischen Vorstellungen zu der Anwendung von Entspannungstechniken in der Therapie der nicht organischen/primären Insomnien geführt (vgl. Kap. 4.2.1 und 4.2.2).

2.2.4 Dysfunktionales Verhalten

Neben dem „Hyperarousal" lässt sich bei Insomnie-Patienten sehr häufig ein Verhalten beobachten, das ungünstig für guten Schlaf ist. Dazu zählen z. B. ein unregelmäßiger Rhythmus aus Schlafen und Wachen oder Fernsehen, Lesen oder Arbeiten im Bett. Darüber hinaus verhalten sich Insomniker häufig in einer Art und Weise, die sie selbst für günstig für ihren Schlaf halten, die aber tatsächlich den Schlaf auf lange Sicht eher negativ beeinflusst. So verbringen diese Menschen häufig sehr viel Zeit im Bett, indem sie sich abends schon sehr früh schlafen legen, morgens spät aufstehen und zusätzlich versuchen, tagsüber zu schlafen. Dies geschieht in dem Glauben, dass eine Verlängerung der Bettzeit zwangsläufig zu mehr Schlaf führt. Tatsächlich gewöhnen sich diese Menschen jedoch langfristig an einen oberflächlicheren Schlaf, da sie sich durch die langen Bettzeiten den Druck nehmen, tief und erholsam zu schlafen. Für viele Insomnie-Patienten ist darüber hinaus typisch, dass sie nachts wiederholt auf die Uhr schauen, um zu kontrollieren, wie lange sie schon wach liegen bzw. wie viele Stunden sie noch schlafen können. Auch dieses Verhalten hat einen negativen Effekt, da das kognitive „Hyperarousal" durch die gedankliche Beschäftigung mit dem Thema Schlaf verstärkt wird.

2.2.5 Genetik

Es gibt Studien, die für eine genetische Beteiligung an der Entstehung und Aufrechterhaltung der nicht organischen/primären Insomnie sprechen. Für den Bereich der Insomnie ist es zwar extrem unwahrscheinlich, dass einzelne Gene bzw. deren Polymorphismen zwangsläufig zu der Schlafstörung führen; es ist jedoch zu erwarten, dass sich verschiedene Polymorphismen finden lassen, die die Anfälligkeit für die Entwicklung einer Insomnie erhöhen.

Bislang gibt es allerdings nur wenige Studien zu den genetischen Grundlagen der Insomnie. Beaulieu-Bonneau et al. (2007) führten eine Fragebogen-Untersuchung an 2 000 Versuchspersonen in Kanada durch, nach der bei Menschen mit einer Insomnie die Wahrscheinlichkeit gegenüber Gesunden erhöht ist, dass auch Familienangehörige an einer Insomnie leiden. Eine weitere Untersuchung an ebenfalls etwa 2 000 ein- und zweieiigen Zwillingen ergab, dass Insomnien signifikant häufiger bei beiden Geschwistern auftraten, wenn es sich um eineiige Zwillinge handelte, als wenn es zweieiige Zwillinge waren (Watson et al., 2006). Beide Studien sprechen für eine Beteiligung von genetischen Faktoren für die Entstehung der Insomnie, wobei weitere und größere Studien notwendig sind, um diese Fragestellung weiter zu untersuchen.

3   Diagnostik und Indikation

Der diagnostische Prozess bei Insomnien beinhaltet einen medizinischen, einen psychologisch/psychiatrischen und einen schlafspezifischen Teil. Dabei wird unterschieden nach Maßnahmen, die zur Diagnosestellung führen, die zur Verhaltensanalyse und Bedingungsanalyse eingesetzt werden und die mit psychometrischen Verfahren zur Messung der Ausprägung der Symptomatik herangezogen werden. Ein Überblick hierüber gibt Tabelle 4 (vgl. auch die Karten „Kurzscreening Hypersomnie", „Kurzscreening Insomnie" und „Checkliste primäre Insomnie" im Anhang des Buches).

Tabelle 4: Diagnostisches Vorgehen bei Insomnien

1. Diagnostik zur Diagnosestellung	– Anamnese – Substanzgebrauch: Medikamente, Alkohol, Nikotin, Drogen – Medizinische Untersuchungen: Laboruntersuchung, gegebenenfalls weiterführende apparative Untersuchungen (z. B. Elektroenzephalographie, EEG) – Eventuell Aktometrie – Eventuell Polysomnographie (bei chronischen therapierefraktären Insomnie oder bei Verdacht auf eine organische Schlafstörung, z. B. Schlafapnoe-Syndrom)
2. Verhaltensanalyse/ Bedingungsanalyse	– Aktuelles Schlafverhalten, genaue Exploration der Symptomatik einschließlich auslösender und aufrechterhaltender Faktoren – Aktuelle Konflikte – Vorgeschichte der Schlafstörung
3. Psychometrie	– Zur Erfassung der Ausprägung der Symptomatik, zum Beispiel – Pittsburgher Schlaf-Qualitäts-Index (PSQI) – Schlaffragebogen A (SF-A) – Schlaftagebuch

Vor dem Beginn einer Behandlung einer Insomnie ist eine sorgfältige medizinische Diagnostik notwendig. Dabei sollte anamnestisch nach aktuellen und früheren körperlichen Erkrankungen und nach dem Gebrauch von Medikamenten, Alkohol, Nikotin und Drogen gefragt werden. Bei bestimmten Verdachtsmomenten sollten Laboruntersuchungen durchgeführt werden, wobei häufig eine Bestimmung der Schilddrüsenparameter sinnvoll ist. Weiterführende apparative Untersuchungen, wie z. B. ein EEG, ein EKG oder ein CT/MRT des Schädels, sind ebenfalls bei entsprechenden Verdachtsmomenten (z. B. beim Verdacht auf eine epileptische Erkrankung) durchzuführen.

Medizinische Untersuchung ist wichtig

Im Rahmen der psychiatrisch/psychologischen Anamnese sollten psychologische Faktoren oder psychische Störungen erfasst werden, die der Schlafstörung zugrunde liegen können. Dabei wird sowohl nach aktuellen als auch nach früheren psychischen Störungen gefragt, wobei aufgrund der hohen Komorbidität insbesondere affektive Störungen und Abhängigkeitserkrankungen berücksichtigt werden sollten. Aktuelle Konfliktsituationen, wie z. B. am Arbeitsplatz oder in der Familie, sind ebenfalls bedeutsam, zum einen als auslösende Faktoren bei akuten Insomnien, zum anderen als aufrechterhaltende Faktoren bei schon länger bestehenden Schlafstörungen.

Das zentrale Element der Diagnostik von Schlafstörungen ist die detaillierte Exploration des Schlafverhaltens im Sinne einer Verhaltensanalyse oder Bedingungsanalyse. Dabei geht es darum, die Schlafzeiten und Schlafgewohnheiten der Betroffenen sowie bedeutsame Faktoren der Schlafumgebung (z. B. Baustellenlärm oder den schnarchenden Partner) und der aktuellen Lebenssituation detailliert kennenzulernen. In Bezug auf die Schlafzeiten sind sowohl die üblichen Bett- und Schlafzeiten inklusive Mittagsschlaf als auch die Regelmäßigkeit dieser Zeiten (z. B. Veränderungen am Wochenende) bedeutsam. Darüber hinaus ist es für die Erfassung der Symptomatik wichtig, typische Einschlaflatenzen und die Häufigkeit und Dauer nächtlicher Wachperioden genau zu erfragen. Dysfunktionale Verhaltensweisen in Bezug auf die Bettzeiten können so erkannt werden. Schlafgewohnheiten umfassen das Benutzen von Einschlafhilfen (z. B. Fernsehen), das Verhalten bei Ein- oder Durchschlafstörungen (z. B. im Bett liegen und grübeln oder aufstehen und eine heiße Milch trinken), aber auch typische Tätigkeiten vor dem Schlafengehen (z. B. lesen oder arbeiten). Zudem kann es aufschlussreich sein, ob die betroffene Person in einer anderen Umgebung besser schläft, beispielsweise im Urlaub. Alle diese Aspekte sind zusätzlich in Bezug auf den Verlauf der Schlafstörung zu erfragen. So ist es z. B. typisch, dass Insomnie-Patienten mit zunehmender Dauer ihrer Schlafstörung ihre Bettzeiten stark ausdehnen.

Zur detaillierten Exploration des Schlafverhaltens können strukturierte Interviews, Schlaffragebögen und Schlaftagebücher zum Einsatz kommen. Das einzige deutschsprachige strukturierte Interview zur Erfassung von Schlafstörungen ist das SIS-D (Strukturiertes Interview zur Erfassung von Schlafstörungen nach DSM-III-R), das von Schramm et al. (1991, 1993) entwickelt wurde. Dieses Interview dauert etwa 30 bis 45 Minuten und orientiert sich an den Kriterien des DSM-III-R für Schlafstörungen. Damit erlaubt es die Differenzierung von Insomnien in organisch und psychisch bedingte Insomnien sowie in die nicht organischen/primären Insomnien. Da die diagnostischen Kriterien des DSM-III-R für Schlafstörungen denen des DSM-IV und denen der ICD-10 sehr ähnlich sind, kann das Interview auch für die Diagnosestellung sehr hilfreich sein.

Darüber hinaus stehen zur diagnostischen Abklärung von Insomnien verschiedene Fragebögen zur Verfügung, durch die Schlafzeiten und -gewohnheiten auf sehr einfache Art und Weise erfasst werden können. Zur generellen differenzialdiagnostischen Abklärung empfehlen wir dabei den Pittsburgher Schlafqualitätsindex (PSQI; Buysse et al., 1989). Dieser Fragebogen ist auf der Internetseite der Deutschen Gesellschaft für Schlafforschung und Schlafmedizin zusammen mit einer Anleitung und einer Erläuterung der Auswertung erhältlich (http://www.dgsm.de/) und befindet sich zudem im Anhang dieses Buches (vgl. S. 74 ff. und S. 78 ff.). Der PSQI umfasst 18 Selbstbeurteilungsfragen sowie 5 Fragen, die von einem Partner ausgefüllt werden sollen. Alle Fragen beziehen sich auf den Schlaf der vergangenen vier Wochen. Die Selbstbeurteilungsfragen sind 7 verschiedenen Subskalen zugeordnet (subjektive Schlafqualität, Schlaflatenz, Schlafdauer, Schlafeffizienz, Schlafstörungen, Schlafmittelkonsum und Tagesschläfrigkeit), für die jeweils ein Punktwert zwischen 0 und 3 Punkten erreicht werden kann. Die Subskalen werden zu einem Gesamtwert addiert, so dass im PSQI insgesamt 21 Punkte erreicht werden können. Ein Punktwert von 0 bedeutet, dass die entsprechende Person keine Schwierigkeiten mit dem Schlafen hat, der Maximalwert von 21 wird nur bei sehr ausgeprägten und massiv beeinträchtigenden Schlafstörungen erreicht. Der PSQI wurde in verschiedenen Studien bei gesunden Schläfern und Menschen mit einer Schlafstörung eingesetzt, wobei sich gezeigt hat, dass ein Punktwert von mehr als 5 Punkten als auffällig anzusehen ist.

Im deutschsprachigen Raum stehen für Schlafstörungen weitere spezifische Selbstbeurteilungsverfahren zur Verfügung, insbesondere die Schlaffragebögen A und B von Görtelmeyer (1986). Der Schlaffragebogen A (SF-A) wird morgens ausgefüllt und enthält 22 Fragen zur vergangenen Nacht. Dabei werden die Einschlafzeit, die Anzahl und Dauer nächtlicher Wachperioden, die Schlafqualität und die Befindlichkeit am Vortag und am Morgen erfasst. Der Schlaffragebogen B (SF-B) wird für eine generelle Beurteilung des Schlafs in den vergangenen zwei Wochen eingesetzt. Mit 28 Items wird dabei inhaltlich das Gleiche wie mit dem SF-A erfragt. SF-A und SF-B wurden testtheoretisch validiert, wobei eine Faktorenanalyse ergab, dass beiden Fragebögen die folgenden Faktoren zugrunde liegen:
- Schlafqualität (SQ),
- Gefühl des Erholtseins nach dem Schlaf (GES),
- Psychische Ausgeglichenheit am Abend (PSYAA),
- Psychische Erschöpftheit am Abend (PSYEA),
- Psychosomatische Symptome (PSS).

Die entsprechenden Werte für die einzelnen Faktoren lassen sich durch eine automatisierte Auswertung der Fragebögen ermitteln.

Ein unverzichtbares Element in der Diagnostik und Therapieverlaufsmessung von Insomnien sind Schlaftagebücher. Ein Schlaftagebuch dient der täglichen Erfassung des subjektiven Schlaf-Wach-Verhaltens über einen längeren Zeitraum und wird üblicherweise sowohl abends als auch morgens

Schlaftagebuch

vom Patienten ausgefüllt. Ein Beispiel für ein Schlaftagebuch ist im Anhang dieses Buches dargestellt (vgl. S. 81). Die meisten Schlaftagebücher
umfassen Fragen zur generellen Schlafqualität, zur Einschlaflatenz, zum
frühmorgendlichen Erwachen und zur Häufigkeit und Länge nächtlicher
Wachperioden. Zudem wird nach möglicher Medikamenten- und Alkohol-
einnahme gefragt sowie nach der geistigen und körperlichen Beanspru-
chung am Tag. Auf diese Weise liefert ein Schlaftagebuch dem Untersucher
mit sehr geringem Aufwand einen schnellen Überblick über die Symptomatik der betroffenen Person. Neben der Diagnostik und Therapieverlaufsmessung dient das Schlaftagebuch auch einer weiteren wichtigen Funktion: durch die regelmäßige Protokollierung ihres Schlaf-Wach-Rhythmus
erleben viele Patienten, dass sich ihre generalisierten negativen Urteile
über ihren Schlaf relativieren. So kann z. B. aus dem Schlaftagebuch deutlich werden, dass eine Einschätzung wie „Ich habe die ganze Woche kein
Auge zugetan" übertrieben ist und in der Regel auf einige schlechte Nächte
auch wieder eine gute Nacht folgt. Das Schlaftagebuch schärft zudem durch
das Protokollieren von Tagesereignissen den Blick der Patienten für den
Zusammenhang zwischen ihrem Verhalten während des Tages und ihrem
Schlaf in der Nacht. Bei der Verwendung von Schlaftagebüchern ist jedoch
eine Regel ganz wichtig: die Patienten sollten gebeten werden, ihre Aufmerksamkeit nicht verstärkt auf den Schlaf zu richten (z. B. nicht mit der
Stoppuhr in der Hand nachts zu überwachen, wie viel sie geschlafen haben
oder noch schlafen können), da ansonsten durch eine Verstärkung des kognitiven Hyperarousals negative Effekte auf den Schlaf auftreten können.
Stattdessen sollten die Patienten morgens retrospektiv ihren subjektiven
Eindruck von der letzten Nacht dokumentieren. Vor und während jeder
schlafmedizinischen Intervention sollte mindestens über einen Zeitraum
von 14 Tagen ein Schlaftagebuch geführt werden, um ein realistisches Bild
des gestörten Schlafs und seiner Schwankungen im Wochenverlauf gewinnen zu können.

Aktometrie Die Aktometrie ist ein bislang im klinischen Kontext eher selten eingesetz-
tes Verfahren, bei dem mithilfe eines etwa armbandgroßen Gerätes, das am
nicht dominanten Handgelenk getragen wird, die Messung von Bewegungen Aussagen über den Schlaf-Wach-Rhythmus einer Person ermöglicht.
Diese Art der Messung ist nicht invasiv und beeinträchtigt die Patienten
nicht in ihrer normalen Lebensführung. Durch die Aktometrie können
Bettzeiten und mit größerer Ungenauigkeit auch Wachzeiten im Bett erfasst werden. Zudem können Daten zu der körperlichen Aktivität und zu
Ruheepisoden während des Tages gewonnen werden. Eine Differenzierung
des Schlafs in die verschiedenen Schlafstadien ist durch die Aktometrie
jedoch nicht möglich. Bei Menschen mit einer Insomnie lassen sich mit
der Methode der Aktometrie häufig unregelmäßige Schlaf-Wach-Rhyth-
men nachweisen, sowie verlängerte Bettzeiten und eine erhöhte körperliche Aktivität während des Schlafs.

28

Die gründlichste Methode zur Erfassung des Schlafs und von Schlafstörungen ist die Polysomnographie im Schlaflabor. Dabei handelt es sich um ein relativ teures und aufwändiges Verfahren, das aufgrund von Gewöhnungseffekten in der Regel mindestens zweimal durchgeführt werden muss, um ein valides Bild des Schlafs eines Menschen zu gewinnen. Die Methode erlaubt die Erfassung der verschiedenen Schlafstadien, von Beinbewegungen und von Atmungsstörungen während des Schlafs. Bei der Polysomnographie werden standardmäßig das Elektroenzephalogramm (EEG), das Elektrookulogramm (EOG) und das Elektromyogramm (EMG) der submentalen Muskulatur simultan registriert. Darüber hinaus können u. a. die Herz- und Atemtätigkeit, die Sauerstoffsättigung, Schnarchgeräusche und motorische Aktivität der Beine erfasst werden. Das Schlaf-EEG wurde in den vergangenen 40 Jahren weltweit nach der Regeln von Rechtschaffen und Kales (1968) ausgewertet, wobei vor zwei Jahren eine Weiterentwicklung der Kriterien publiziert wurde (Iber et al., 2007). Bei dieser Auswertung wird jedem 30-Sekunden-Abschnitt einer Aufzeichnung ein Schlafstadium zugeordnet und aus allen diesen Abschnitten ein Schlafprofil erstellt (vgl. Abb. 6).

In Abbildung 6 sind das Schlafprofil eines gesunden Schläfers und das eines gleichaltrigen Patienten mit primärer Insomnie dargestellt. Das Schlafprofil des Insomnie-Patienten ist dabei durch eine verlängerte Einschlafzeit, häufigere nächtliche Wachperioden und das Fehlen von Tiefschlafanteilen gekennzeichnet. Interessanterweise berichtete dieser Patient morgens, dass er nur etwa 2 1/2 Stunden geschlafen habe. Die Schlafableitung zeigte jedoch, dass die Gesamtschlafzeit insgesamt bei 5 1/2 Stunden lag. Eine solche Diskrepanz, also eine Unterschätzung der eigenen Schlafdauer, tritt bei Insomnie-Patienten sehr häufig auf und wird als paradoxe Insomnie oder Schlaffehlwahrnehmung bezeichnet. Es gibt immer wieder Patienten mit einer nicht organischen/primären Insomnie, die in der ersten Nacht im Schlaflabor deutlich besser schlafen als zu Hause. Hingegen schlafen gesunde Menschen üblicherweise in der ersten Nacht im Schlaflabor schlechter als daheim, was als „First-night"-Effekt beeichnet wird. Dieser „reverse First-night-Effekt" bei manchen Insomnie-Patienten wird normalerweise dadurch erklärt, dass sich die Betroffenen im Schlaflabor weniger unter Druck setzen, gut schlafen zu müsssen. Im Gegenteil kann gerade der Wunsch auftreten, dem klinischen Personal eindeutig zu demonstrieren, wie schlecht der eigene Schlaf ist. Dies kann jedoch den paradoxen Effekt haben, dass sich die Patienten im Schlaflabor besser entspannen können als zu Hause, was einen besseren Schlaf zur Folge hat. Der „reverse First-night-Effekt" bei Insomnie-Patienten ist allerdings bislang kaum wissenschaftlich untersucht, so dass nicht klar ist, wie häufig und ausgeprägt dieser Effekt auftritt.

Die Polysomnographie in einem schlafmedizinischen Zentrum ist auf jeden Fall indiziert, wenn es den Verdacht auf ein Schlaf-Apnoe-Syndrom oder

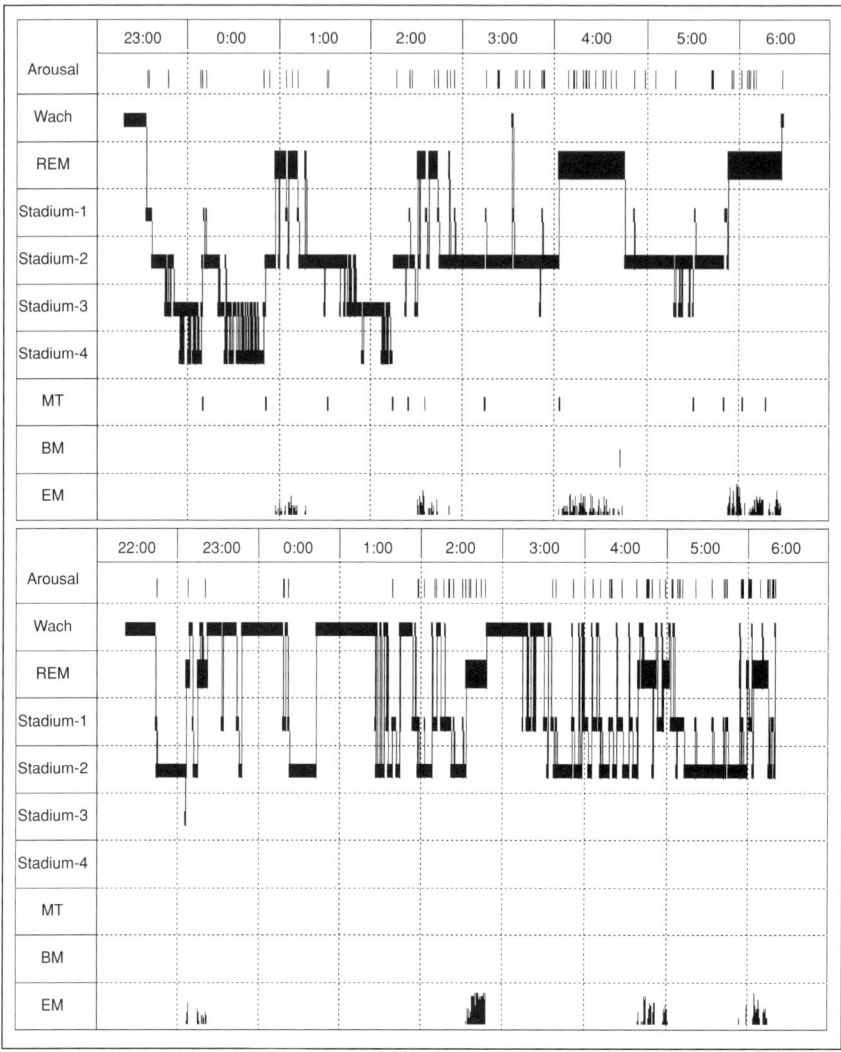

Abbildung 6: Vergleich der Polysomnographie eines gesunden Erwachsenen (oben) und eines Insomnie-Patienten (unten; Arousal = kurze Weckreaktion; REM = Rapid eye movement-Schlaf; MT = movement time; BM = body movements; EM = eye movements)

eine andere Hypersomnie wie z. B. eine Narkolepsie gibt. Als Verdachtsmomente für ein Schlaf-Apnoe-Syndrom gelten dabei starkes Schnarchen, das Beobachten von nächtlichen Atempausen durch den Ehepartner und Übergewicht. Zusätzlich klagen diese Patienten häufig über einen unerholsamen Schlaf und eine erhöhte Tagesmüdigkeit. Die Polysomnographie kann auch zur Diagnostik von periodischen Beinbewegungen im Schlaf eingesetzt werden, die bei den meisten Patienten mit dem Restless-Legs-Syndrom auftreten. Bei der Abklärung der nicht organischen/primären Insomnie kommt die Polysomnographie als letzter diagnostischer Schritt nur dann zum Einsatz, wenn verschiedene pharmakologische und psychotherapeutische Verfahren nicht erfolgreich waren. Dabei können mögliche organische Ursachen einer Insomnie (z. B. nächtliche periodische Beinbewegungen oder Atmungsstörungen) festgestellt werden, die bei der Anamnese und Untersuchung möglicherweise nicht auffallen. In der Regel sind bei diesen Patienten jedoch diagnostische Interviews und Schlaftagebücher ausreichend, um eine Diagnose stellen zu können.

4 Therapie

4.1 Medikamentöse Therapie

Bei chronischen Insomnien ist es eher selten, dass ein Patient, der zu einem Psychotherapeuten in Behandlung kommt, nicht vorher bereits einmal medikamentös behandelt wurde. Oft sind Insomnie-Patienten gerade wegen ihrer Erfahrungen mit Medikamenten dazu motiviert, eine nicht medikamentöse Behandlung auszuprobieren. Dabei ist es sehr häufig die Schwierigkeit, Hypnotika wieder abzusetzen, die die Patienten entsprechende Hilfe aufsuchen lässt. Aus diesem Grund ist es für alle Therapeuten von Schlafstörungen wichtig, ein detailliertes Wissen über die zur Zeit am häufigsten verordneten Schlafmittel und deren Wirkungen und Nebenwirkungen zu haben (vgl. Riemann & Perlis, 2009, für einen Übersichtsartikel). Zudem stellt sich im Rahmen einer Insomniebehandlung häufig die Frage, ob nicht medikamentöse und medikamentöse Behandlungsstrategien miteinander kombiniert werden sollen, wofür eine fundierte Kenntnis der medikamentösen Behandlungsformen ebenfalls hilfreich ist.

Die Häufigkeit der Verordnung von Medikamenten wird in Deutschland jedes Jahr im Arzneimittelverordnungs-Report veröffentlicht (Schwabe & Paffrath, 2006). Die Zahlen für Hypnotika aus diesem Report sind für die letzten 15 Jahr in der Abbildung 7 dargestellt.

Aus Abbildung 7 geht hervor, dass die Benzodiazepine in den letzten Jahren immer seltener verordnet werden, während Zolpidem und Zopiclon mit relativ konstanter Häufigkeit verschrieben werden. Dies suggeriert jedoch fälschlicherweise eine Abnahme der Häufigkeit der Einnahme von Hypnotika in Deutschland. In Bezug auf die Abbildung ist nämlich zu berücksich-

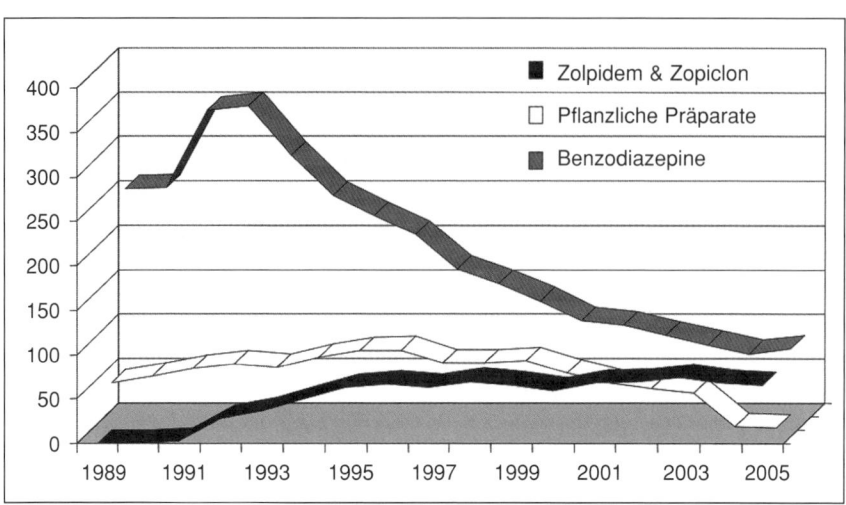

Abbildung 7: Die Häufigkeit der Verordnung von Schlafmitteln in Deutschland von 1989 bis 2005 in Millionen Tagesdosen (nach Schwabe & Paffrath, 2006)

tigen, dass nur diejenigen Medikamente aufgeführt sind, die von den gesetzlichen Krankenkassen bezahlt wurden. Gleichzeitig stieg aber die Einnahme von privat bezahlten Hypnotika deutlich an. Da zudem sedierende Antidepressiva und Neuroleptika immer häufiger bei Schlafstörungen verschrieben werden, ist insgesamt nicht anzunehmen, dass in Deutschland die Einnahme von hypnotisch wirksamen Substanzen in den letzten Jahren abgenommen hat.

Benzodiazepine Die am häufigsten eingesetzten Medikamente für die allgemeinärztliche Behandlung der Insomnien sind die Benzodiazepin-Hypnotika und die benzodiazepinähnlichen Hypnotika. Die Benzodiazepine lösten Anfang der 60er Jahre die Barbiturate in der Insomniebehandlung ab. Die Barbiturate hatten dabei den großen Nachteil, dass sie sehr häufig zu Suizidversuchen eingesetzt wurden. Dementsprechend reduzierte sich die Häufigkeit der Verschreibung von Barbituraten nach der Einführung der Benzodiazepine deutlich; heute ist eine Verschreibung dieser Medikamente obsolet.

Merke:

In den letzten 20 Jahren kam es jedoch mehr und mehr auch zu Vorbehalten gegenüber der unkritischen Verschreibung von Benzodiazepinen. Dabei spielen insbesondere folgende Gründe eine Rolle:
1. Die Benzodiazepine verändern die physiologische Schlafstruktur. Neben den erwünschten Effekten (Reduktion der Einschlafzeit und der Anzahl und Länge nächtlicher Wachperioden) unterdrücken die meisten Benzodiazepine den REM-Schlaf und die Tiefschlafanteile. Die klinische Relevanz dieser Befunde ist bislang jedoch ungeklärt.

2. Das plötzliche Absetzen von Benzodiazepinen kann eine sogenannte Absetz-Insomnie (auch Rebound-Insomnie genannt) provozieren. Dabei kann es bereits nach mehrtägiger Einnahme bei abruptem Absetzen zu einer deutlich ausgeprägteren Schlafstörung kommen als sie vor der Medikamenteneinnahme bestand. Dieser Effekt tritt vor allem bei Präparaten mit kurzer und mittlerer Halbwertzeit auf. Zusammen mit einer verstärkten Ängstlichkeit während des Tages, die ebenfalls bei abruptem Absetzen auftreten kann, erhöht die Absetz-Insomnie die Wahrscheinlichkeit für eine Fortsetzung der Medikamenteneinnahme.

3. Insbesondere Benzodiazepine mit kurzer Halbwertzeit sind mit einem gefährlichen Risiko für eine Toleranz- und Abhängigkeitsentwicklung verbunden. Die Benzodiazepinabhängigkeit ist dabei eine der am schwierigsten zu behandelnden Suchterkrankungen, die bei Absetzen des Medikaments mit einem schweren Entzugssyndrom verbunden ist. Die Benzodiazepine mit kurzer Halbwertzeit haben hingegen den Vorteil, nicht zu einem „Hang-over" am Morgen zu führen, also zu einer bis in den Morgen hinein reichenden Schläfrigkeit.

4. Vor allem bei älteren Patienten wurden zusätzliche Nebenwirkungen der Benzodiazepine beobachtet, die sich stark auf die Lebensqualität auswirken. So treten z. B. anterograde Amnesien und Zustände nächtlicher Verwirrtheit auf, sowie, bedingt durch die für Benzodiazepine charakteristische Muskelrelaxationen, nächtliche Stürze mit der Gefahr von Frakturen.

5. Patienten mit einer nächtlichen Atemregulationsstörung, z. B. mit einem Schlaf-Apnoe-Syndrom, können durch Benzodiazepine gefährdet werden, da diese Medikamente nächtliche Apnoe-Phasen auslösen oder verstärken können.

Als generelle Richtlinie für die Benzodiazepin-Verordnung gilt daher, dass eine klare Indikation vorliegen muss, dass eine möglichst kleine Dosis angewendet werden muss, dass die Verordnungsdauer kurz ist und dass das Medikament langsam wieder abgesetzt wird. Bei mangelnder Wirksamkeit sollte ein Benzodiazepin nicht länger als 3 Wochen, bei gutem therapeutischem Effekt nicht länger als 3 Monate verordnet werden. Benzodiazepine dürfen auf keinen Fall bei einer bekannten Sucht- oder Abhängigkeitserkrankung gegeben werden.

In den letzten zehn Jahren wurden drei Metaanalysen publiziert, in denen die Effektivität von Benzodiazepinen bei Insomnien untersucht wurde. Die Ergebnisse dieser Arbeiten zeigen, dass die Benzodiazepine einem Placebo im Hinblick auf subjektiv und objektiv erfasste Parameter des Schlafes überlegen sind, wobei dies jedoch nur für Behandlungszeiträume bis zu maximal vier Wochen gilt (Dündar et al., 2004; Glass et al., 2005; Holbrook et al., 2000). Zur wichtigen Frage der Langzeiteffektivität und -sicherheit der Benzodiazepine ist wissenschaftlich bislang leider nur sehr wenig bekannt. Es existieren lediglich zwei Originalstudien (Krystal et al., 2003,

2008), in denen die Wirkungen und Nebenwirkungen der Benzodiazepine über einen Zeitraum von sechs Monaten untersucht wurden. Auch wenn die positiven Effekte der Substanzen nach Angaben der Autoren auch über diesen Beobachtungszeitraum relativ stabil waren, sind weitere Studien zu diesem Thema dringend notwendig, bevor eine generelle Langzeitbehandlung mit diesen Substanzen befürwortet werden kann.

Benzodiaze- pinrezeptor- Agonisten

Seit den 80er Jahren wurden drei neue Substanzen entwickelt, die keine Benzodiazepine sind, aber dasselbe Neurotransmittersystem im ZNS beeinflussen: Zolpidem, Zopiclon und Zaleplon. Das Zolpidem hat sich dabei zum derzeit weltweit am häufigsten verkauften Schlafmittel entwickelt. Wissenschaftlich spricht allerdings bislang wenig dafür, dass diese Präparate den Benzodiazepinen im Hinblick auf die Nebenwirkungen und Risiken überlegen sind. So sind Zolpidem, Zopiclon und Zaleplon nach der Metaanalyse von Dündar et al. (2004) gleichwertig zu den Benzodiazepinen in Bezug auf ihre Effektivität und die Schwere der Nebenwirkungen bei jedoch deutlich höheren Kosten für das Gesundheitssystem.

Sedierende Antidepressiva

In der Insomniebehandlung ist zudem die Gabe von sedierenden Antidepressiva, einer weiteren Klasse von psychotropen Medikamenten, eine sehr verbreitete Praxis in Europa und in den USA. Die Substanzen werden dabei in der Regel in deutlich niedrigeren Dosen (10 bis 50 mg) verordnet als in der Depressionsbehandlung. Zu beachten ist jedoch, dass diese Medikamente kardiovaskuläre, urogenitale und gastrointestinale Nebenwirkungen haben können, was von den Patienten in vielen Fällen nicht toleriert wird. Vorteilhaft an dieser Substanzklasse ist das fehlende Abhängigkeitspotenzial sowie die gute Wirksamkeit auch bei solchen Patienten, die bereits über mehrere Jahre Benzodiazepine eingenommen haben. Wissenschaftlich wurde der Einsatz der sedierenden Antidepressiva für die Behandlung der nicht organischen/primären Insomnie bislang nur in wenigen Studien untersucht. Es liegt eine Metaanalyse vor (Buscemi et al., 2007), die jedoch auf lediglich acht Originaluntersuchungen beruht. Laut dieser Metaanalyse haben die sedierenden Antidepressiva einen positiven Effekt auf Insomnien, die Effektstärken sind jedoch etwas geringer als bei den Benzodiazepinen.

Pflanzliche Präparate

In Deutschland spielen pflanzliche Präparate ebenfalls eine bedeutsame Rolle in der Insomniebehandlung. Diese beinhalten meistens Baldrian, Johanniskraut, Hopfen, Melisse oder Passionsblumen. Dabei werden die Präparate von den Patienten häufig in Selbstmedikation eingesetzt, da sie frei im Handel erhältlich sind. Eine wissenschaftliche Evaluation der Wirksamkeit der meisten pflanzlichen Präparate ist bisher jedoch nur ansatzweise erfolgt. Es gibt zwar Hinweise darauf, dass Baldrian-Präparate im Vergleich zu Placebo eine auch im Schlaflabor objektivierbare leichte Überlegenheit zeigen und die Schlafeffizienz und -kontinuität etwas bessern (Stevinson & Ernst, 2000), in den diesbezüglichen Übersichtsarbeiten wird aber die methodische Qualität der entsprechenden Originalstudien kritisiert. Vor-

34

teilhaft ist hingegen, dass ausgeprägte Nebenwirkungen oder sogar die Entwicklung einer Abhängigkeit bei der Einnahme der pflanzlichen Präparate nicht zu erwarten sind.

Neuroleptika werden vor allem für die Therapie von Schlafstörungen bei psychiatrisch auffälligen Patienten eingesetzt. Zum Teil werden die Substanzen jedoch auch bei älteren Insomnie-Patienten verschrieben, die keine psychotische Symptomatik haben. Zu bedenken sind hier jedoch die möglichen, vor allem extrapyramidal-motorischen Nebenwirkungen. Von einem generellen Einsatz von Neuroleptika bei primären Insomnien raten wir daher ab. Randomisierte, kontrollierte Studien liegen trotz des häufigen Einsatzes dieser Präparate bislang nicht vor, wobei es insbesondere wichtig wäre, die Wirksamkeit und Nebenwirkungen bei älteren Patienten zu untersuchen. **Neuroleptika**

Eine als „natürliche" Schlafsubstanz angepriesene Substanz ist das körpereigene Hormon Melatonin. Melatonin wird von der Epiphyse sezerniert, wobei die Ausschüttung eng an den Schlaf-Wach-Rhythmus gekoppelt ist und primär nachts erfolgt. Melatonin ist in Deutschland für die Behandlung der nicht organischen/primären Insomnie nur bei älteren Patienten (>55 Jahren) zugelassen. Während eine Metaanalyse keinen Effekt des Melatonins bei der primären Insomnie fand (Buscemi et al., 2005) wurden die Zulassungsstudien mit nachgewiesenem positiven Effekt für die Gruppe der über 55-Jährigen erst nach dieser Analyse publiziert. Aufgrund der Arbeit von Buscemi et al. (2005) muss die Wirksamkeit des Melatonins bei jüngeren Patienten jedoch weiterhin kritisch gesehen werden. **Melatonin**

Unter Schlafexperten besteht die weitgehend übereinstimmende Ansicht, dass eine Kombination aus pharmakologischer und psychotherapeutischer Behandlung möglich ist und dass eine medikamentöse Behandlung einer nicht organischen/primären Insomnie in jedem Fall mit nicht medikamentösen Maßnahmen kombiniert werden sollte. Nach einer Studie von Morin u. a. (2009b) kann eine Kombination aus Pharmakotherapie und Verhaltenstherapie kurzfristig zu stärkeren Effekten führen als eine der beiden Therapieformen alleine. Langfristig zeigte sich in dieser Studie aber, dass die Gruppe die besten Effekte erzielte, die nach dem akuten Behandlungszeitraum von sechs Wochen nur noch eine medikamentenfreie psychotherapeutische Behandlung in Anspruch nahm. **Kombinationsbehandlung?**

In der Behandlung von Insomnien ist es unserer Erfahrung nach für die Kombination aus Pharmakotherapie und Psychotherapie wichtig, zu Beginn ein relativ striktes Prozedere für die Medikamenteneinnahme zu planen und dieses im Verlauf der Therapie einzuhalten. Da die psychotherapeutischen Maßnahmen erst mit einer gewissen Latenz, zum Teil von mehreren Wochen, wirksam werden, besteht ansonsten die Gefahr einer eigenständigen Dosiserhöhung durch die Patienten aufgrund der vermeintlich enttäuschenden Wirkung der nicht medikamentösen Behandlung. Da die verhaltenstherapeutischen Maßnahmen zum Teil sehr hohe Anforderungen an die Motivation zur aktiven Mitarbeit stellen, kann sich eine begleitende Medikamenteneinnahme auch negativ auswirken: durch den zumindest kurzfristig befriedigenden Effekt der Medikamente auf den Schlaf, der ohne besondere Anstrengungen zu erreichen ist, wird die Motivation zur aktiven Mitarbeit im Behandlungsprozess reduziert. Bei einer Kombinationsbehandlung ist es deswegen sinnvoll, zunächst konsequent eine vereinbarte Dosis einzuhalten, um zum Zeitpunkt des Erreichens ausreichender Schlafeffizienz und -qualität unter gleichzeitiger Durchführung nicht medikamentöser Maßnahmen die Medikamente langsam abzusetzen. Wenn eine Kombinationsbehandlung in Erwägung gezogen wird, ist die Motivation der Patienten ein entscheidendes Kriterium. So ist es sehr unwahrscheinlich, dass ein nicht oder nur wenig motivierter Patient ohne die Einnahme von Medikamenten ausreichend behandelt werden kann. Andererseits kann es auch bei hoch motivierten Patienten sinnvoll sein, in den ersten Behandlungswochen eine begleitende Medikamenteneinnahme zu diskutieren, wenn die verhaltenstherapeutischen Methoden nicht zu kurzfristigen Erfolgen führen.

Generell ist es für den psychotherapeutischen Kontakt mit Insomniepatienten sehr bedeutsam, mögliche Vorerfahrungen mit Medikamenten oder eine mögliche aktuelle Medikamenteneinnahme zu besprechen. Der Therapeut sollte dabei die Schlafmitteleinnahme nicht generell verteufeln. Unserer Erfahrung nach ist es nur dann gewährleistet, dass die Patienten offen und ehrlich über ihre Medikamenteneinnahme und ihre Schwierigkeiten beim Absetzen der Medikamente sprechen. Bei den Benzodiazepin-Hypnotika ist es immer notwendig, die Medikamente langsam abzusetzen, um die zum Teil massiven Entzugserscheinungen oder gar schwerwiegende Komplikationen (z. B. Krampfanfälle) zu vermeiden. Dabei fällt die Reduktion der Hypnotika üblicherweise leichter, wenn Patienten mit den in Kapitel 4.2 dargestellten kognitiv-verhaltenstherapeutischen Methoden zur Behandlung der Insomnie vertraut sind. Unter Umständen, vor allem bei regelmäßiger Einnahme von Benzodiazepinen in hoher Dosis, kann ein stationärer Aufenthalt zur Entzugsbehandlung notwendig sein, um die medizinischen Risiken für die Patienten zu reduzieren.

4.2   Kognitiv-verhaltenstherapeutische Methoden

Zur psychotherapeutischen Behandlung der nicht organischen/primären Insomnie stehen eine Reihe wissenschaftlich gut evaluierter Verfahren zur Verfügung, denen gegenüber der medikamentösen Therapie zunächst der Vorzug gegeben werden sollte. Hierzu gehören die *Verfahren zur körperlichen und gedanklichen Entspannung*, spezifisch für Insomnien entwickelte Methoden (*Stimuluskontrolle, Schlafrestriktion*), die *Psychoedukation* (Vermittlung von Informationen über die Themen Schlaf, Schlafstörungen und „Schlafhygiene") sowie *kognitive Methoden* wie die paradoxe Intention, der Gedankenstopp und das kognitive Umstrukturieren. Die meisten Insomnie-Patienten profitieren dabei am ehesten von einer Kombinationsbehandlung, in der alle besprochenen Methoden vermittelt werden.

Im Folgenden werden die nach empirischen Kriterien effektiven Therapiemethoden dargestellt. Bei einander ähnlichen Verfahren wurde das ausgewählt, welches am häufigsten angewendet wird beziehungsweise am einfachsten durchzuführen ist. Dies betrifft vor allem die Entspannungsverfahren: hier wird die Progressive Muskelentspannung nach Jacobson vorgestellt, da dieses Verfahren häufiger wissenschaftlich untersucht wurde als das Autogene Training und gegenüber anderen Entspannungsverfahren, wie z. B. dem Biofeedback, ohne apparative Hilfsmittel auskommt. In den einzelnen Abschnitten wird zunächst jeweils die Methode detailliert vorgestellt. Im Anschluss werden mögliche Probleme bei der Durchführung besprochen. Abschließend wird ein bei uns angebotenes Kombinationsprogramm der besprochenen Methoden vorgestellt.

4.2.1 Progressive Muskelentspannung nach Jacobson

Methode und Durchführung

Die Progressive Muskelentspannung ist eine Entspannungsmethode, die vor über 70 Jahren von Edmund Jacobson entwickelt wurde (Jacobson, 1938). Bei dieser Methode werden verschiedene Muskelgruppen in einer bestimmten Reihenfolge willentlich kurzzeitig angespannt und anschließend entspannt, wodurch eine tiefe Entspannung erreicht werden kann. Das Verfahren wird in verschiedenen Varianten durchgeführt. Eine sehr häufig angewendete Variante ist die von Öst (1987). Hierbei werden nacheinander die Muskelgruppen in folgenden Bereichen an- und entspannt: Hände, Arme, Gesicht, Nacken, Schultern, Rücken, Brustbereich, Bauch, Hüften, Beine und Füße. In Bezug auf ätiologische Modelle der Insomnie wird angenommen, dass Entspannungsverfahren zu einer Reduktion des kognitiven, emotionalen und physiologischen Hyperarousals führen.

Die Nützlichkeit eines Entspannungsverfahrens für die Therapie einer Insomnie sollte dem Patienten damit erklärt werden, dass Entspannung und Gelassenheit grundsätzliche Voraussetzungen dafür sind, (ein-)schlafen zu können. Viele Insomnie-Patienten haben im Verlauf ihrer Schlafstörung die Fähigkeit verloren, gelassen mit dem Thema Schlaf umzugehen. Stattdessen ist es typisch, dass dem (Ein-)Schlafen verstärkt Aufmerksamkeit geschenkt wird und dass sich willentlich angestrengt wird zu schlafen (Espie et al., 2006). Dies führt allerdings zum Gegenteil des erwünschten Effekts, nämlich zu einer verstärkten Anspannung und zu Problemen mit dem Ein-

Tägliches Üben erforderlich

schlafen. Das Unvermögen, den Schlaf willentlich zu kontrollieren, führt zudem oft zu Hilflosigkeit. Um diesen typischen Phänomenen der Schlafstörung zu begegnen, können Entspannungsverfahren angewendet werden. Bei der Vermittlung eines Entspannungsverfahrens sollten Therapeuten darauf hinweisen, dass das Erlernen eines solchen Verfahrens tägliches Üben erfordert. Um die Bedeutung dieses Aspekts zusätzlich zu betonen, sollte gemeinsam mit dem Patienten überlegt werden, wie das Entspannungstraining in den normalen Tagesablauf integriert werden kann. Für manche Patienten ist es dabei am einfachsten, sich einen festen Termin für die Entspannungsübung frei zu halten (z. B. jeden Tag um 18.00 Uhr). Auf jeden Fall sollten die Patienten hierfür täglich etwa 20 Minuten einplanen.

Wichtige Regeln für das Erlernen eines Entspannungsverfahrens

- Das Entspannungsverfahren mindestens einmal täglich üben.
- Bei den Übungen nicht unter Zeitdruck stehen.
- Die Übungen an einem ruhigen, ungestörten Ort durchführen.
- Bei den Übungen mögliche Störquellen (z. B. Telefon) ausschalten.

Um Misserfolge bei der Anwendung eines Entspannungsverfahrens in der Therapie einer Schlafstörung zu vermeiden, ist folgende Regel sehr wichtig:

Merke:

Das Entspannungstraining in den ersten Wochen noch nicht im Bett durchführen!

Unserer Erfahrung nach sollte das Entspannungstraining erst dann als „Schlafhilfe" im Bett eingesetzt werden, wenn die Methode gut beherrscht wird. Andernfalls ist es wahrscheinlich, dass zunächst kein spürbarer Effekt auf die Insomnie eintritt, die Patienten deswegen enttäuscht sind und dementsprechend ihre Bereitschaft zur weiteren Übung des Entspannungsverfahrens sinkt.

Die progressive Muskelentspannung kann sowohl im Sitzen als auch im Liegen durchgeführt werden, wobei es für die Therapie der Insomnie sinnvoll ist, wenn die Patienten das Entspannungstraining auch tagsüber im Liegen üben. Im Anhang des vorliegenden Buches findet sich eine einfache Anleitung zur progressiven Muskelentspannung (vgl. S. 72). In der konkreten Ausführung ist es wichtig, dass die Entspannung deutlich länger ist als die Anspannung. Beispielsweise sollte auf eine Anspannung von fünf Sekungen eine Entspannungsphase von 15 bis 45 Sekunden folgen. Nach der Erläuterung des Entspannungstrainings ist es hilfreich, wenn Therapeuten mit dem Patienten nacheinander die beteiligten Muskelgruppen besprechen. Dabei kann demonstriert werden, wie diese angespannt und entspannt werden können. Anschließend sollte den Patienten ausreichend Gelegenheit gegeben werden, die An- und Entspannung auszuprobieren, dabei die Veränderung der Muskelspannung wahrzunehmen und Fragen hierzu stellen zu können. Abschließend kann das Entspannungstraining unter Anleitung des Therapeuten vollständig durchgeführt werden. Dabei ist es sinnvoll, wenn die Patienten die Augen schließen, um sich besser konzentrieren und entspannen zu können. Generell bietet sich zu Beginn des Entspannungstrainings an, alle Übungen immer einmal zu wiederholen, um den Lerneffekt zu verbessern. Zudem können am Ende des Entspannungstrainings noch einmal alle Muskelgruppen nacheinander durchgegangen werden, wobei lediglich die Entspannung geübt wird (vgl. Anleitung im Anhang, S. 73).

Nach dem Entspannungstraining sollte der Therapeut ein Feedback einholen und sich nach den Empfindungen des Patienten erkundigen. Dabei sollte explizit auch nach unangenehmen Empfindungen oder Schwierigkeiten gefragt werden, die im Rahmen der Übung aufgetreten sind. Empfindungen von Wärme oder Schwere beziehungsweise leichtes Kribbeln können hierbei als Anzeichen von Entspannung gedeutet werden.

Für das Erlernen des Entspannungstrainings ist es hilfreich, eine vom Therapeuten besprochene CD zu verwenden. Dadurch kann der Patient die Reihenfolge und Dauer der Übungen kennenlernen, ohne dass dies mit einem großen zeitlichen Aufwand für den Therapeuten verbunden ist. Zudem kann sich der Patient von Anfang an auf das Entspannungstraining konzentrieren ohne sich dabei Gedanken über den „richtigen" Ablauf der Übung machen zu müssen. Sobald die Patienten die Übungen jedoch beherrschen, sollten sie versuchen, sich auch ohne diese Hilfe zu entspannen. Dies kann zum einen hilfreich sein, um bei den Übungen einen eigenen Rhythmus zu finden, zum anderen ist es dann möglich, das Entspannungstraining auch unabhängig von Hilfsmitteln im Alltag einsetzen zu können.

Probleme bei der Durchführung

Ein häufiges Problem bei der progressiven Muskelrelaxation sind störende Gedanken, von denen nicht abgeschaltet werden kann. Dieses Problem tritt üblicherweise gleich zu Beginn der Übungen auf und ist der Situation, die viele Patienten mit Schlafstörungen jeden Abend im Bett erleben, sehr ähnlich. Wenn dieser Fall eintritt, können die Patienten darauf hingewiesen werden, dass dieses Problem sehr häufig auftritt und sich normalerweise im Verlauf des Entspannungstrainings mit zunehmender Übung reduziert. Wenn dieses Problem auch nach mehreren Übungen noch als sehr störend empfunden wird, können gedankliche Entspannungsübungen ausprobiert werden (vgl. Kap. 4.2.2). Ein weiteres, nicht seltenes Problem ist, dass manche Patienten bei der Anspannungsübung zu fest anspannen. Dies kann dazu führen, dass die Patienten verkrampfen und möglicherweise sogar Schmerzen bekommen. Wenn Schmerzen auftreten, ist der Patient dementsprechend zu bitten, die entsprechenden Muskeln weniger stark anzuspannen.

Varianten der körperlichen Entspannung

Es ist sinnvoll, Insomnie-Patienten zusätzlich zur progressiven Muskelrelaxation eine reine Entspannungsübung ohne dazugehörende Anspannungsübung trainieren zu lassen. Dies hat für die Patienten Vorteile, die das Entspannungstraining als „Einschlafhilfe" verwenden wollen, da das Anspannen der Muskeln hierbei üblicherweise als störend empfunden wird.

Andere Entspannungs- verfahren Alternativ zur Progressiven Muskelentspannung können auch andere Verfahren zur körperlichen Entspannung eingesetzt werden, wie z. B. das Autogene Training. Allerdings sind andere Verfahren wissenschaftlich nicht so gut untersucht wie die progressive Muskelentspannung. Das Autogene Training ist zudem für Insomnie-Patienten häufig am Anfang schwieriger zu erlernen, da das als störend empfundene Grübeln zunächst deutlicher auftritt.

4.2.2 Gedankliche Entspannung

Methode

Ruhebilder und Fantasiereisen Es wird angenommen, dass die im Folgenden dargestellten Methoden zur gedanklichen Entspannung ebenso wie die körperliche Entspannung zu einer Reduktion des kognitiven, emotionalen und physiologischen Hyperarousals führen. Unserer Erfahrung nach haben sich in der Therapie der nicht organischen/primären Insomnie zwei Methoden zur gedanklichen Entspannung bewährt: Ruhebilder und Fantasiereisen. Dabei ist es für die Patienten üblicherweise am einfachsten, zunächst die Technik des Ruhebilds einzuüben und erst im Anschluss die Ruhebilder zu Fantasiereisen auszuweiten. Generell können Ruhebilder und Fantasiereisen durch die Therapeuten vorgegeben werden oder von den Patienten selbst entwickelt werden (vgl. auch Anleitung zum Ruhebild im Anhang des Bandes, S. 71). Therapeutenvorgaben haben dabei den Vorteil, sofort verfügbar zu sein und damit einen leichten Einstieg in die gedankliche Entspannung zu ermöglichen. Selbst ausgedachte gedankliche Entspannungsübungen sind hingegen leichter variierbar und werden dementsprechend nicht langweilig. Zudem können Patienten selbst ausgedachte Entspannungsübungen ohne Hilfsmittel anwenden. Anregungen für die Arbeit mit angenehmen Bildern in der Vorstellung (positive imagery) findet man bei Lazarus (1993), Beispiele für Fantasiereisen sind z. B. bei Müller (1983) zu finden.

40

Bevor die Technik des Ruhebildes erläutert wird, ist es sinnvoll, mit dem Patienten den Zusammenhang zwischen Gedanken und Gefühlen zu besprechen. Hierbei kann ein Beispiel hilfreich sein, um zu illustrieren, dass Gedanken einen Einfluss auf Gefühle haben: ein Mann ist nachts alleine zu Hause und hört an der Haustür ein Geräusch. Dieser Mann wird sicherlich anders reagieren, wenn er denkt, dass das Geräusch durch einen Einbrecher verursacht wird, als wenn er denkt, dass es sich um den Wind handelt. Bei der Annahme, dass es sich um einen Einbrecher handelt, wird er vermutlich mit einer stärkeren Anspannung reagieren und möglicherweise ängstlich werden. Diese emotionalen Reaktionen wird er hingegen nicht zeigen, wenn er annimmt, dass es sich um den Wind handelt. Zusätzlich zu dieser generellen Illustration des Zusammenhangs zwischen Gedanken und Gefühlen ist es sinnvoll, spezifische Beispiele bei Schlafstörungen zu besprechen. Hierbei treten häufig Gedanken zum Thema Schlaf auf, die zu negativen Gefühlen, vor allem Ängstlichkeit, Ärger, Wut, Hilflosigkeit und Niedergeschlagenheit führen. Beispiele hierfür sind in Tabelle 5 dargestellt.

Tabelle 5: Typische schlafbezogene Gedanken und daraus resultierende Gefühle (vgl. Backhaus & Riemann, 1996)

Situation	Gedanken	Gefühle
Am Abend	„Heute nacht muss ich aber unbedingt schlafen, sonst weiß ich nicht, wie es mit mir noch weitergehen soll."	Ängstlichkeit, Aufgeregtheit
Nach dem Zubettgehen	„Jetzt muss es aber doch klappen mit dem Einschlafen, ich habe doch letzte Nacht schon so wenig Schlaf gehabt. Jetzt ist schon wieder eine Stunde um und morgen bin ich wieder wie gerädert."	Hilflosigkeit, Ängstlichkeit
Nachts um 1.00 Uhr	„Jetzt ist es schon 1.00 Uhr, ich habe also nur noch maximal 6 Stunden zum Schlafen. Wenn ich nicht gleich einschlafe, kann ich morgen wirklich nichts leisten. Warum können andere so problemlos schlafen nur ich nicht?"	Hilflosigkeit, Ängstlichkeit, Ärger wegen der Schlaflosigkeit
Beim Aufstehen am Morgen	„Das war wieder eine fürchterliche Nacht, der ganze Tag ist dadurch hinüber."	Hilflosigkeit
Am Nachmittag bei der Arbeit oder Hausarbeit	„Wenn ich besser geschlafen hätte, würde ich viel mehr schaffen können."	Ärger

Positive Gedanken (die sogenannten Ruhebilder) können hingegen eingesetzt werden, um angenehme Gefühle und Wohlbefinden zu erzeugen. Ein Ruhebild zeichnet sich dabei dadurch aus, dass man sich eine angenehme Situation vorstellt, die mit Wohlbefinden und Entspannung assoziiert wird.

Diese Situation kann real stattgefunden haben oder eine Fantasie sein. Verzichten sollte man auf Bilder, in denen schnelle Bewegungen eine Rolle spielen (z. B. „Joggen im Wald"). Ein einfacher Einstieg in die Entwicklung eines Ruhebildes gelingt häufig über Urlaubserinnerungen. Häufige Bilder sind dabei Strandszenen oder schöne Ausblicke bei Bergwandertouren (vgl. Kasten).

**Beispiel für eine Ruhebild: Am Ostseestrand
(vgl. Backhaus & Riemann, 1999)**

Es ist ein wunderschöner Tag im Spätsommer. Die Sonne scheint, es ist angenehm warm, aber nicht zu heiß, der Himmel ist blau und durchsetzt mit ein paar kleinen weißen Wolken. Ich sitze im Strandkorb dem Meer zugewandt, lehne mich zurück, habe die Beine und Füße ausgestreckt und sitze sehr bequem. Der Strand ist feinsandig und weiß-gelb. Ich sehe in das Wellenspiel, schaue zu, wie sich die Wellen leicht am Strand brechen und weiß aufschäumen. Am Himmel fliegen ein paar Möwen. Weiter entfernt spielen Kinder und bauen eine Sandburg. Ich höre das angenehme Wellenschlagen, habe die Augen geschlossen und genieße die wärmende Sonne und den leichten Wind auf der Haut. Ich hole tief Luft und rieche und schmecke die Meerluft. Es ist angenehm ruhig um mich herum und ich fühle mich wohlig und entspannt.

Um eine konkrete Vorstellung von einem Ruhebild zu erarbeiten, kann der Therapeut mit dem Patienten einzelne Sinneseindrücke durchgehen, die mit dem Ruhebild assoziiert werden: Was wird in der Situation gesehen, gehört, gerochen, gefühlt oder geschmeckt?

Bei der Vorstellung eines Ruhebilds ist es normal, wenn das Bild nur für eine kurze Zeit vor dem geistigen Auge erscheint und schnell wieder durch andere Vorstellungen verdrängt wird. Man sollte auch nicht erwarten, dass man beim Ruhebild ein scharfes, kontrastreiches Bild sieht wie bei einer Fotografie. Zudem unterscheiden sich die Menschen sehr stark darin, wie leicht es ihnen fällt, sich Bilder visuell vorzustellen. So gibt es Menschen, denen es sehr viel leichter fällt, sich akustische Eindrücke vorzustellen. Diese Punkte sollten mit Patienten besprochen werden, um mögliche Enttäuschungen zu vermeiden und keine unrealistischen Erwartungen aufkommen zu lassen. Der wichtigste Aspekt des Ruhebilds ist das Wohlbefinden, das die Vorstellung beim Patienten auslöst. Die Dauer der Vorstellung und Einzelheiten ihrer Ausgestaltung sind dagegen nebensächlich. Grundsätzlich sollte Patienten empfohlen werden, tagsüber aufmerksam zu sein, ob sich konkrete Situationen als Ruhebild eignen. Dadurch entfällt die Suche nach einem Ruhebild in der Situation, in der die Entspannungsübung durchgeführt wird.

Nach einiger Übungszeit kann das Ruhebild zu einer Fantasiereise ausgeweitet werden. Dabei handelt es sich um die Vorstellung einer Abfolge von Bildern und Eindrücken. Zum Beispiel kann aus der angenehmen Alpensicht, die man bei einer Rast auf einer Bank oder Wiese genossen hat (Ruhebild) eine Bergwanderung werden (Fantasiereise).

Probleme bei der Durchführung

Leistungs-orientierte Patienten

Manchen Patienten fällt selbst bei längerem Nachdenken keine Situation ein, die sie als Ruhebild verwenden können. In diesem Fall sollte mit dem Patienten gemeinsam herausgefunden werden, welche Situationen für ihn besonders angenehm und entspannend sind. Dabei kann z. B. gefragt werden, was der Patient in seiner Freizeit gerne unternimmt, um darauf aufbauend nach angenehmen Situationen zu suchen. Dabei ist es wichtig, dass das Ruhebild keine außergewöhnliche Situation sein muss. Im Gegenteil eignen sich auch ganz normale Alltagssituationen wie z. B. die Vorstellung davon sonntags in aller Ruhe am Frühstückstisch zu sitzen. Dies ist insbesondere für sehr leistungsorientierte Patienten wichtig, da es ohne diesen Hinweis passieren kann, dass sich diese Patienten unter Druck setzen und nach einer idealen Situation für das Ruhebild suchen. Dadurch erhöht sich jedoch die Wahrscheinlichkeit dafür, dass diese Patienten kein Ruhebild finden.

Es ist ebenfalls problematisch, wenn Patienten sich Ruhebilder aussuchen, die sie in eine ambivalente oder wehmütige Stimmung versetzen können. Dementsprechend sind Ruhebilder nicht geeignet, wenn nahe stehende Personen vorkommen, oder wenn die Szene mit wehmütigen Erinnerungen verbunden ist. Beispielsweise versuchte sich eine 78-jährige Patientin eine Schiffsszene ihrer Hochzeitsreise vorzustellen, die schon über 55 Jahre zurücklag. Dies löste bei ihr jedoch neben den schönen Erinnerungen auch sehr viel Wehmut über die vergangene Jugend aus, und sie begann über die Probleme des Alterns nachzudenken.

Fehlende positive Erlebnisse oder Aktivitäten

Wenn Patienten selbst mit der Hilfe des Therapeuten kein Ruhebild finden, haben diese Menschen häufig gar keine Freizeitaktivitäten, die sie als positiv erleben. In diesem Fall sollte der Therapeut dies dafür nutzen, um dem Patienten im Rahmen der Therapie zu helfen, angenehme Freizeitaktivitäten (wieder) aufzunehmen. Das Vorgehen bei einem solchen Aufbau positiver Aktivitäten ist z. B. bei Hautzinger (1997, 1998) beschrieben.

4.2.3 Psychoedukation: Aufklärung über den Schlaf und Regeln für einen gesunden Schlaf („Schlafhygiene")

Aufklärung über Schlaf

Ein wichtiger Bestandteil der Therapie der Insomnie ist die Vermittlung von Informationen über das Thema Schlaf im Allgemeinen und über Schlafstörungen im Speziellen. Diese grundlegenden Informationen sollen dabei helfen, gemeinsam mit den Patienten zu überprüfen, ob ihre Ansichten über den Schlaf oder Erwartungen an den Schlaf vor dem Hintergrund des derzeitigen wissenschaftlichen Kenntnisstands realistisch sind. Dies ist häufig nicht der Fall, so dass in diesem Prozess falsche Annahmen relativiert werden können. Hierzu zählen Annahmen wie „der Schlaf vor Mitternacht ist der gesündeste" oder „acht Stunden Schlaf braucht der Mensch", die wissenschaftlich nicht haltbar sind. Therapeuten sollten sich ein entsprechendes Wissen angeeignet haben (vgl. Kap. 2.1), um diesbezügliche Fragen beantworten zu können und gegebenenfalls falsche Vorstellungen zu korrigieren.

Ein einfacher Einstieg in dieses Gespräch kann mit der Frage „Was denken Sie: wie viele Stunden Schlaf braucht der Mensch?" gelingen. Viele Insomnie-Patienten haben sich bereits ausführlich über ihre Schlafstörung informiert und bringen dementsprechend viel Vorwissen in die Therapie mit. Insofern ist es sinnvoll, sich jeweils vor der Vermittlung von schlafspezifischen Informationen über den Kenntnisstand der Patienten zu informieren. Thematisch sollte besprochen werden, dass nicht jeder Mensch acht Stunden Schlaf benötigt, sondern die Schlafdauer individuell sehr verschieden ist, dass es einen Unterschied zwischen Morgen- und Abendtypen sowie zwischen Lang- und Kurzschläfertypen gibt, dass es im Verlauf des Lebens zu deutlich spürbaren Veränderungen im Schlaf-Wach-Rhythmus kommt und dass es dabei normal ist, dass der Schlaf mit dem Alter oberflächlicher und anfälliger für Störungen wird.

Zentral ist darüber hinaus die Vermittlung der sogenannten „schlafhygienischen" Regeln, die im folgenden Kasten dargestellt sind. Wenn diese Regeln konsequent befolgt werden, hat dies einen positiven Effekt auf den Schlaf.

Schlafhygienische Regeln

- Trinken Sie nach dem Mittagessen keine koffeinhaltigen Getränke.
- Vermeiden Sie Alkohol weitgehend und setzen sie ihn keinesfalls als Schlafmittel ein.
- Verzichten Sie auf Appetitzügler.
- Seien Sie regelmäßig körperlich aktiv.
- Verringern Sie allmählich Ihre geistige und körperliche Anstrengung vor dem Zubettgehen.
- Führen Sie ein persönliches Einschlafritual ein.
- Sorgen Sie im Schlafzimmer für eine angenehme Atmosphäre.
- Schauen Sie in der Nacht nicht auf den Wecker oder auf die Armbanduhr.

Die „schlafhygienischen" Regeln sind den meisten Insomnie-Patienten zumindest teilweise bekannt. Trotzdem sollten diese Regeln in jeder Therapie besprochen werden, da sehr häufig auch von gut informierten Patienten dagegen verstoßen wird. Diesbezüglich führten Lacks und Rotert (1986) eine interessante Studie durch, in der sie das Wissen um die „schlafhygienischen" Regeln und das Befolgen derselben bei Insomnie-Patienten und Personen ohne Schlafstörung untersuchten. Dabei zeigte sich, dass die Patienten zwar signifikant mehr über „Schlafhygiene" wussten als die gesunden Kontrollpersonen dass ihr Verhalten aber deutlich stärker im Widerspruch zu diesen Regeln stand. Dementsprechend ist es sinnvoll, die „schlafhygienischen" Regeln detailliert mit allen Patienten zu besprechen.

Die vermutlich wichtigsten „schlafhygienischen" Regeln sind das Vermeiden von Alkohol und das Unterlassen des nächtlichen Auf-die-Uhr-Sehens. Alkohol hat zwar eine sedierende Wirkung (und wird daher in Maßen sogar von manchen Ärzten empfohlen), im Verlauf der Nacht wird er aber abgebaut, was bei vielen Menschen dazu führt, dass sie aufwachen und Schwierigkeiten haben, erneut einzuschlafen. Zudem wird die Schlafarchitektur durch Alkohol verändert. So werden Tiefschlafphasen vermindert und der REM-Schlaf wird zu Beginn der Nacht unterdrückt. Der REM-Schlaf wird dann häufig morgens nachgeholt, was mit Alpträumen einhergehen kann. Häufiger Konsum von Alkohol wirkt sich zudem langfristig sehr negativ aus. So entstehen häufig Ein- und Durchschlafstörungen und ein insgesamt unruhigerer und oberflächlicherer Schlaf. Die Uhr spielt für viele Insomnie-Patienten nachts eine wichtige Rolle. Typischerweise schauen sie häufig hin, um zu kontrollieren, wie lange sie schon wach liegen oder wie lange sie noch schlafen können. Dies verstärkt jedoch das Hyperarousal durch die gedankliche Beschäftigung mit dem Thema Schlaf und durch die häufig damit einhergehenden Emotionen. Insofern ist es wirkungsvoll, nachts konsequent nicht auf die Uhr zu schauen.

Alkohol und das Auf-die-Uhr-Sehen

Probleme bei der Durchführung

Wenn Patienten angeben, dass sie regelmäßig Alkohol trinken, um besser schlafen zu können, sollte der Verdacht auf Alkoholabhängigkeit oder -missbrauch abgeklärt werden und gegebenenfalls eine entsprechende Therapie eingeleitet werden. Wenn keine Alkoholabhängigkeit und kein Missbrauch besteht, sollte ein experimentelles Vorgehen vorgeschlagen werden, bei dem der Patient für eine gewisse Zeit auf den abendlichen Alkoholkonsum verzichtet und dabei die Auswirkungen auf den Schlaf protokolliert. Mit dem experimentellen Vorgehen, das auch bei anderen „schlafhygienischen" Regeln empfohlen wird (z. B. beim Verzicht auf das nächtliche Auf-die-Uhr-Sehen), soll erreicht werden, dass der Patient zum „Experten" für seinen Schlaf wird, schlafförderliche und schlafstörende Gewohnheiten erkennt und dementsprechend sein Verhalten ändert. Die Regel einzuhalten, nachts nicht mehr auf die Uhr zu schauen, fällt dabei vielen Patienten besonders schwer. Deshalb ist es wichtig, sich für die Erläuterung dieser Regel Zeit zu nehmen und zu erklären, dass der Blick auf die Uhr bei den meisten In-

Experimentelles Vorgehen

somnie-Patienten die Anspannung steigert. In Bezug auf die Uhr können auch Patienten, die unter frühmorgendlichem Erwachen leiden, gebeten werden, sich einen Wecker auf die gewünschte Aufstehzeit zu stellen (auch wenn sie dies eigentlich nicht brauchen). Dies führt bei manchen Patienten zu einer stärkeren Gelassenheit und damit zu einer besseren Fähigkeit, auch morgens noch einmal einzuschlafen.

4.2.4 Stimuluskontrolle

Methode

Reiz „Bett" – Reaktion „schlafen"

Bootzin (1972) entwickelte vor bald 40 Jahren die sogenannte Stimuluskontrolle als Therapie für Insomnie-Patienten. Diese Behandlungsmethode basiert auf der Annahme, dass es für einen gesunden Schlaf wichtig ist, dass der Reiz (Stimulus) „Bett" psychologisch mit der Reaktion „schlafen" verknüpft ist. Zudem wird angenommen, dass diese Verknüpfung bei Insomnie-Patienten gestört ist, und dass bei diesen der Reiz „Bett" an andere Reaktionen gekoppelt ist, z. B. an die Reaktionen „Fernsehen", „Lesen" oder „Grübeln". Nach der Theorie der Stimuluskontrolle lässt sich diese Störung jedoch rückgängig machen, indem der Stimulus „Bett" wieder ausschließlich an die Reaktion „schlafen" gekoppelt wird. Mit anderen Worten, das Bett sollte nur zum schlafen da sein, damit sich Insomnie-Patienten daran gewöhnen, dass sie wieder schlafen, sobald sie im Bett liegen. Theoretisch setzt die Stimuluskontrolle damit mutmaßlich sowohl am im Bett auftretenden Hyperarousal der Patienten an als auch an dysfunktionalen Verhaltensweisen, insbesondere daran, dass Insomnie-Patienten sich oft angewöhnen, ihre Bettzeit massiv zu verlängern. Die Stimuluskontrolle wir durch ein Set von einfachen Regeln vermittelt, die im Kasten dargestellt sind.

Regeln der Stimuluskontrolle

1. Gehen Sie nur bei ausgeprägter Müdigkeit zu Bett.
2. Verwenden Sie das Bett nur zum Schlafen.
3. Vermeiden Sie lange Wachphasen im Bett. Wenn das Einschlafen längere Zeit nicht gelingt bzw. wenn längere Wachphasen auftreten, stehen Sie auf und gehen Sie einer angenehmen Tätigkeit nach. Gehen Sie erst wieder zurück ins Bett, wenn Sie müde sind.
4. Wenn Sie die 3. Regel befolgt haben und anschließend das Einschlafen immer noch nicht gelingt, befolgen Sie die 3. Regel erneut.
5. Stellen Sie sich einen Wecker und stehen Sie morgen immer um die gleiche Zeit auf, unabhängig von der Dauer des Nachtschlafs. Weichen Sie von dieser Regel auch am Wochenende nicht ab.
6. Schlafen Sie nicht am Tag. Machen Sie keinen Mittagsschlaf und schlafen Sie nicht abends vor dem Fernseher.

Die Regel, nur dann ins Bett zu gehen, wenn man wirklich müde ist, ist für die meisten Menschen eine Selbstverständlichkeit. Insomnie-Patienten hingegen befolgen diese Regel sehr häufig nicht und gehen stattdessen so früh wie möglich zu Bett. Dem liegt meistens die irrtümliche Annahme zugrunde, dass sich die Schlafqualität und -dauer steigern lassen, indem die Bettzeit erhöht wird. Durch die Befolgung der Regel, nur bei Müdigkeit zu Bett zu gehen, sollen die Patienten zum einen sensibler dafür werden, wie müde sie sind, zum anderen soll die Wahrscheinlichkeit erhöht werden, dass die Patienten schnell einschlafen, wenn sie zu Bett gehen. Die zweite Regel ist entsprechend der oben ausgeführten Theorie zur Stimuluskontrolle dafür da, die Reiz-Reaktions-Verknüpfungen zwischen dem Reiz „Bett" und anderen Aktivitäten als dem Schlafen zu löschen. Entsprechendes gilt auch für die dritte Regel, mit der die Verknüpfung zwischen „Bett" und „schlafen" gestärkt werden soll, indem längere Wachphasen im Bett vermieden werden. Mit den Patienten sollte besprochen werden, was „längere Wachphasen" sind, das heißt wie lange die Patienten wach im Bett liegen dürfen, ohne aufstehen zu müssen. Bootzin (1972) empfohl etwa 10 Minuten für Erwachsene bis zu einem Alter von 60 Jahren und 20 Minuten für Menschen über 60 Jahren. Dabei ist es jedoch wichtig, die Patienten darauf hinzuweisen, dass sie die im Bett vergangene Zeit schätzen sollen und nicht auf die Uhr schauen (vgl. „schlafhygienische" Regeln, Kap. 4.2.3). Durch das regelmäßige Aufstehen zu einer bestimmten Uhrzeit unabhängig von der Dauer und Qualität des Schlafs (Regel 5) und durch das Verbot, tagsüber zu schlafen (Regel 6), soll vor allem der Schlaf-Wach-Rhythmus stabilisiert werden.

Vor der Anwendung der Stimuluskontrolle ist es wichtig, die Patienten darüber zu informieren, dass die Einhaltung der Regeln erst nach einiger Zeit zu einer spürbaren Verbesserung des Schlafs führt. Im Gegenteil ist zu Beginn der Behandlung sogar zu erwarten, dass sich die Schlafzeit etwas verkürzt und als Nebenwirkung eine verstärkte Tagesmüdigkeit auftritt. Auch dies muss unbedingt vor der Behandlung besprochen werden, da die Compliance der Patienten bei diesem Verfahren eine äußerst wichtige Rolle spielt.

Die Stimulus-kontrolle braucht Zeit

Die Regeln der Stimuluskontrolle werden von vielen Patienten als sehr mühselig und unangenehm empfunden. Daher ist es wichtig, die Betroffenen zur konsequenten Einhaltung der Regeln zu motivieren. Dies kann z. B. mit der Information über die sehr guten Erfolgsaussichten bei der Anwendung dieses Verfahrens erfolgen (vgl. Abschnitt „Wirksamkeit" in diesem Kapitel). Die Vermittlung der Stimuluskontrolle kann auch sehr gut in einer Gruppe erfolgen, da hier der Vorteil besteht, dass sich die Teilnehmer gegenseitig motivieren. In der Regel erreichen einige Gruppenteilnehmer relativ schnell Therapieerfolge mit der Stimuluskontrolle, was andere Gruppenteilnehmer motivieren kann, die Maßnahmen auch dann durchzuhalten, wenn sie nicht sofort eine Verbesserung erleben.

Tages-müdigkeit als Nebenwirkung

Probleme bei der Durchführung

Patienten
informieren und
motivieren

Die Stimuluskontrolle verlangt von den Patienten radikale Verhaltensänderungen, deren Auswirkungen allerdings meistens erst nach einigen Wochen spürbar sind. Hierüber sind die Patienten wie oben beschrieben ausführlich zu informieren. Dabei sollte auch darüber aufgeklärt werden, dass eine derartig radikale Veränderung im Schlaf-Wach-Rhythmus normalerweise eine gewisse Gewöhnungszeit erfordert und dass die Befolgung der Regeln sich nur dann positiv auf den Schlaf auswirkt, wenn sie konsequent über einige Wochen durchgehalten wird. Nachdem ihnen die Stimuluskontrolle erläutert wurde, befürchten einige Patienten, dass sie für die Dauer ihres gesamten Lebens auch am Wochenende früh aufstehen müssen. Dies muss jedoch nicht sein. So ist es sinnvoll, mit den Patienten zu vereinbaren, dass die Regeln nur so lange konsequent befolgt werden, wie die Schlafstörung besteht. Darüber hinaus sollten die Regeln jedoch auch nach der Remission nur langsam gelockert werden. Häufig wird z. B. als erstes vereinbart, dass die Patienten Sonntag morgen länger im Bett liegen bleiben dürfen.

4.2.5 Schlafrestriktion

Methode und Durchführung

Eine Schlafdeprivation, also eine Reduktion der nächtlichen Schlafdauer, führt bei gesunden Menschen in der folgenden Nacht zu einem schnelleren Einschlafen, einem tieferen Schlaf und einer geringeren Wahrscheinlichkeit, in der Nacht aufzuwachen. Diese für die meisten Menschen relativ selbstverständlichen Beobachtungen führten zu der Annahme, dass insomnische Beschwerden durch Schlafdeprivation gebessert werden können. Die auf dieser Idee beruhende Therapie ist die sogenannte Schlafrestriktion (Spielman et al., 1987), die in Bezug auf das vorgestellte ätiologische Modell der Insomnie am ehesten an den dysfunktionalen Verhaltensweisen der Patienten, insbesondere an der typischen Verlängerung der Bettzeit, ansetzt.

Bei der Schlafrestriktion werden Patienten gebeten, für zwei Wochen ein Schlaftagebuch zu führen, in dem alle Bettzeiten, Einschlafzeiten und nächtlichen Wachperioden protokolliert werden. Aus diesen Daten wird die durchschnittliche Schlafeffizienz berechnet.

Schlafeffizienz
Prozentualer Anteil der Schlafdauer an der Bettzeit:
Schlafdauer / Bettzeit × 100

Mindestbettzeit
4½ Stunden

Nun wird bei der Methode der Schlafrestriktion die Bettzeit auf die vom Patienten im Schlaftagebuch subjektiv eingeschätzte durchschnittliche Schlaf-

48

dauer reduziert, wobei jedoch eine Grenze von $4^{1}/_{2}$ Stunden nicht unterschritten werden sollte, selbst wenn aus der Auswertung des Schlaftagebuchs geringere Werte resultieren. Gibt z. B. ein Patient an, dass seine durchschnittliche Schlafdauer bei 5 Stunden liegt, wird die Bettzeit auf 5 Stunden reduziert. Wenn dieser Patient vorher üblicherweise 9 Stunden im Bett lag, z. B. von 22.00 bis 7.00 Uhr, wird die Bettzeit dementsprechend um 4 Stunden verkürzt, z. B. auf 0.30 bis 5.30 Uhr oder auf 1.00 bis 6.00 Uhr. Dabei sind diese neuen Bettzeiten in Absprache mit dem Patienten zu vereinbaren, je nachdem, ob eher der Wunsch besteht, die Bettzeit am Abend oder am Morgen zu kürzen. In den meisten Fällen ist es jedoch sinnvoller, die Bettzeit am Abend zu kürzen, da die Patienten mit der „gewonnenen" Zeit am Abend normalerweise mehr anfangen können (z. B. durch soziale Aktivitäten oder Fernsehen) als mit einer Wachzeit früh am Morgen ab 3.00 Uhr oder 4.00 Uhr.

Die Methode der Schlafrestriktion sieht vor, die neue Bettzeit mindestens eine Woche lang einzuhalten. Danach kann die Bettzeit langsam wieder verlängert werden, wobei das Kriterium für die Entscheidung zu einer Verlängerung (oder erneuten Verkürzung) der Bettzeit die Schlafeffizienz ist (siehe oben). Wenn die Schlafeffizienz im Mittel über die Woche bei 90 % oder mehr liegt, wird die Bettzeit um eine halbe Stunde verlängert, also z. B. von 1.00 bis 6.00 Uhr auf 0.30 bis 6.00 Uhr.

Beispiel für die Schlafrestriktion	
Vom Patienten geschätzte durchschnittliche Schlafdauer:	5 Stunden
Durchschnittliche Bettzeit:	9 Stunden
Schlafeffizienz:	55,5 %
Therapieempfehlung: Bettzeitverkürzung auf 5 Stunden bis die Schlafeffizienz bei 90 % liegt, anschließend Erhöhung der Bettzeit um eine halbe Stunde. Sinkt die Schlafeffizienz unter 85 %, wird die Bettzeit um eine halbe Stunde verkürzt.	

Wenn die Schlafeffizienz im Mittel zwischen 85 % und 90 % liegt, wird die Länge der Bettzeit nicht verändert. Und wenn die Schlafeffizienz in der letzten Woche unter 85 % liegt, wird die Bettzeit um eine halbe Stunde verkürzt. Insgesamt ist diese Therapie in der Originalfassung auf acht Wochen angelegt (Spielman et al., 1987).

Wie bei der Stimuluskontrolle kommt es bei der Schlafrestriktion als Nebenwirkung zu einer zeitweise erhöhten Tagesmüdigkeit.

Probleme bei der Durchführung

Häufige Therapie-abbrüche

Die Schlafrestriktion ist ähnlich wie die Stimuluskontrolle ein Verfahren, das sehr häufig als unangenehm und mühselig empfunden wird. Dementsprechend ist die Compliance der Patienten häufig gering, und die Abbrecherquote ist sehr hoch. In der Studie von Spielman et al. (1987) brachen 14 von 49 Patienten (28,6 %) die Therapie vor der Beendigung ab. Dabei ist zu beachten, dass im normalen klinischen Kontext sogar noch höhere Abbrecherquoten zu erwarten sind als in wissenschaftlichen Studien. Daher ist es notwendig, die Therapie ausführlich mit den Patienten zu besprechen, bevor die Bettzeit reduziert wird. Es sollte sowohl die Idee der Therapie erläutert werden als auch über die zu erwartenden Nebenwirkungen aufgeklärt werden. Zudem ist es zu empfehlen, dass der Therapeut auch zwischen den vereinbarten Therapiesitzungen gut erreichbar ist, um den Patienten gegebenfalls zu motivieren. In einer Studie von Glovinsky und Spielman (1991) wurden die Patienten gebeten, über den gesamten Behandlungszeitraum von acht Wochen täglich einen Bericht über den Behandlungsverlauf auf einen Anrufbeantworter zu sprechen. Wenn es zu Problemen kam, wurden die Patienten daraufhin durch den Therapeuten zurückgerufen. Viele Probleme treten zwar deutlich vermindert auf, wenn eine Schlafrestriktion unter stationären Bedingungen durchgeführt wird, dies ist jedoch aus Kostengründen selten durchführbar.

Erhöhte Tages-müdigkeit

Der häufigste Grund, wegen dem Patienten eine Behandlung mit der Methode der Schlafrestriktion abbrechen, ist eine erhöhte Tagesmüdigkeit. Dies wirkt sich dabei nicht nur negativ auf die Tagesbefindlichkeit und die Leistungsfähigkeit aus. Es ist außerdem zu beachten, dass von potenziell gefährlichen Tätigkeiten, vor allem vom Autofahren, abgeraten werden sollte. Für viele Patienten ist es jedoch nicht möglich oder denkbar, für eine bestimmte Zeit auf das Autofahren zu verzichten (z. B. aus beruflichen Gründen).

Nutzung der „gewonnenen Freizeit"

Ebenfalls analog zum Vorgehen bei der Stimuluskontrolle, sollte der Therapeut mit dem Patienten besprechen, was dieser mit der gewonnenen „Freizeit" anfangen kann. Dabei sollten vor allem angeme Tätigkeiten durchgeführt werden, um eine weitere Motivation für die Einhaltung der Bettzeit zu haben. Dementsprechend ist es nicht sinnvoll, wenn die Patienten in dieser Zeit liegen gelassene Arbeiten erledigen, da dies die ohnehin schwierig durchzuführende Therapie zusätzlich erschweren würde.

Varianten

Glovinsky und Spielman (1991) schlugen folgende Modifikationen für die Schlafrestriktion vor:
- Eine Senkung der Grenzen in der Schlafeffizienz um 5 % als Kriterium für die weitere Festlegung der erlaubten Bettzeit für ältere Patienten. Diese Modifikation wurde vorgeschlagen, da auch gesunde ältere Er-

50

wachsene eine reduzierte Schlafeffizienz haben, so dass das 90 %-Kriterium für ältere Insomniker nur sehr schwer zu erreichen ist.

- Eine Verkürzung der Bettzeit wird nur zu Beginn der Therapie durchgeführt, im weiteren Verlauf sollten nur noch Steigerungen der Bettzeit erfolgen. Der Verzicht auf weitere Kürzungen der Bettzeit im Therapieverlauf wirkt sich dabei positiv auf die Motivation der Patienten aus, die Therapie konsequent durchzuführen.
- Bei Patienten mit einer paradoxen Insomnie (Fehlbeurteilung des Schlafs) wird die Bettzeit wöchentlich verlängert, auch wenn sich die subjektive Schlafeffizienz nicht verändert (vgl. auch Rubinstein et al., 1990).

Unsere Form der Stimuluskontrolle und Schlafrestriktion

In unseren Therapiegruppen verwenden wir ein modifiziertes Verfahren der Schlaf-Wach-Rhythmus-Strukturierung, das aus einer individuell angepassten Bettzeitverkürzung und den Regeln der Stimuluskontrolle (vgl. Kap. 4.2.4) besteht. Die Bettzeit wird dabei jedoch nicht so stark verkürzt wie bei der ursprünglichen Methode der Schlafrestriktion.

Die Verkürzung der Schlafdauer wird über die Frage „Wieviel Stunden Schlaf brauchen Sie mindestens, um sich erholt zu fühlen?" bestimmt. Dabei ist es bedeutsam, nicht zu fragen, wie viele Stunden der Patient schlafen möchte, da das entscheidende Kriterium für einen Krankheits- und Diagnosewert einer Insomnie in der Tagesbeeinträchtigung liegt. Eine kurze oder unterbrochene Schlafdauer ohne eine Tagesbeeinträchtigung ist keine Schlafstörung (vgl. Kap. 1). Aus der vom Patienten angegebenen minimalen Schlafdauer, die er benötigt, um sich tagsüber erholt zu fühlen, errechnet sich die empfohlene Bettzeit, indem eine halbe Stunde addiert wird. Ein Patient, der sich z. B. nach $6\,1/2$ Stunden ausgeruht fühlt, soll eine Bettzeit von 7 Stunden einhalten und dementsprechend eine Wachperiode von 17 Stunden haben. Diese Regel bedeutet für nahezu alle Insomnie-Patienten, dass sie ihre Bettzeit deutlich verkürzt.

Beispiel	
Vom Patienten geschätzte durchschnittliche Schlafdauer:	4–5 Stunden
Vom Patienten angegebene minimale Schlafdauer, um sich tagsüber erholt zu fühlen:	6,5 Stunden
Im Schlaftagebuch angegebene durchschnittliche Bettzeit:	8–10 Stunden
Empfohlene neue Bettzeit (vom Patienten angegebene benötigte minimale Schlafdauer + $1/2$ Stunde):	**7 Stunden**

Für die konkrete Planung der Bettzeitverkürzung sollte der Therapeut mit dem Patienten besprechen, ob die Verkürzung dadurch erreicht werden soll, dass der Patient später zu Bett geht oder dadurch, dass er früher aufsteht. Morgentypen („Lerchen") fällt es üblicherweise leichter, morgens früh aufzustehen anstatt abends später ins Bett zu gehen. Für Abendtypen („Eulen") gilt hingegen das Gegenteil. Wenn Patienten weder ausgeprägte Morgen- oder Abendtypen sind, ist es, wie oben bereits beschrieben, am sinnvollsten, die Bettzeit abends zu verkürzen.

Die Bettzeitverkürzung wird mit den Regeln der Stimuluskontrolle kombiniert, wobei wir eine Regel auslassen, und zwar die Regel, nachts aufzustehen, wenn man nicht schlafen kann. Damit versuchen wir die Motivation und Compliance der Patienten zu erhöhen, da diese Regel für die meisten Patienten die mühsamste ist. Der Verzicht auf diese Regel bedeutet jedoch nicht, dass die Patienten nachts nicht aufstehen dürfen. Manche Patienten machen die Erfahrung, dass sich ihr Grübeln am besten durch Aufstehen unterbrechen lässt, so dass die Regel, nachts aufzustehen, wenn man nicht schlafen kann, als mögliche Option aber nicht als obligatorische Regel eingeführt wird.

Eine weitere Modifikation unseres Behandlungsprogramms betrifft den Mittagsschlaf. Unserer Erfahrung nach berichten mehr als 90 % der Insomnie-Patienten, die sich tagsüber zum Schlafen hinlegen, dass sie auch dann nicht einschlafen können. Mit diesen Patienten besprechen wir entsprechend der Stimuluskontrolle, dass sie sich tagsüber nicht hinlegen. Einige Patienten berichten jedoch, dass sie tagsüber schlafen können und sich danach sogar erholt fühlen. Mit diesen besprechen wir, dass sie den Mittagsschlaf auf maximal eine Stunde begrenzen und dass sie davon ausgehen müssen, dass sich der nächtliche Schlaf dadurch um eine Stunde verkürzt. Alle Patienten machen wir darauf aufmerksam, dass es nicht sinnvoll ist, kurz vor der Nacht noch einmal zu schlafen (z. B. abends vor dem Fernseher). Dies reduziert den Schlafdruck für die Nacht und wirkt sich dementsprechend negativ auf den Schlaf aus.

4.2.6   Kognitive Methoden

Wie in Kapitel 2.2 dargestellt, spielt das kognitive Hyperarousal für viele Insomnie-Patienten eine wichtige Rolle. Interessanterweise lässt sich beobachten, dass sich bei vielen Insomnie-Patienten im Verlauf ihrer Schlafstörung die Inhalte des nächtlichen Grübelns verändern. Typischerweise entsteht eine akute Insomnie im Rahmen einer belastenden Lebenssituation, über die im Bett nachgedacht wird. Im weiteren Verlauf einer Insomnie tritt die auslösende Lebenssituation meistens mehr und mehr in den Hintegund und die Patienten grübeln im Bett über ihren Schlaf und die

52

Konsequenzen ihrer Schlafstörung. Dabei entwickelt sich oft Ärger über die Schlafstörung oder es entstehen Ängste vor den Konsequenzen der Insomnie. Bei langjährigen Schlafstörungen ist es häufig so, dass die Patienten eher über banale Alltagsangelegenheiten im Bett nachdenken. Diese Patienten haben sich im Laufe der Jahre sehr stark daran gewöhnt, im Bett zu grübeln ohne dass akute Probleme anstehen würden oder die Schlafstörung thematisch noch eine große Rolle spielt. Dieses Grübeln über den Alltag stört den Schlaf jedoch ebenfalls empfindlich. Es entsteht häufig der Eindruck, dass das Bett zu einem Stimulus geworden ist, der automatisch das Verhalten „grübeln" auslöst (vgl. Kap. 4.2.4). So berichten viele Patienten, dass sie sehr müde zu Bett gehen, sich dann aber im Bett plötzlich hellwach fühlen und grübeln.

Im Folgenden werden verschiedene kognitive Techniken dargestellt. Die *präventiven Techniken* (Gedankenstuhl, systematisches Problemlösen) sollen den Patienten helfen, aktuelle Probleme tagsüber und nicht während der Nacht zu bearbeiten. Durch *ablenkende Techniken* (Gedankenstopp, Ruhebild, Fantasiereise) soll das Grübeln der Patienten unterbrochen werden. Zudem gibt es Techniken der *kognitiven Umstrukturierung* und die *paradoxe Intention*.

4.2.6.1 Gedankenstuhl und systematisches Problemlösen

Die Methode des Gedankenstuhls und das systematische Problemlösen werden eingesetzt, um aktuellen Problemen oder anstehenden Entscheidungen nicht im Bett nachzugehen. Stattdessen wird sich tagsüber bewusst Zeit genommen, um über aktuelle Probleme nachzudenken. Dies kann an einem bestimmten Ort, z. B. auf einem Stuhl (daher die Bezeichnung „Gedankenstuhl") oder in einem gemütlichen Sessel erfolgen. Die Methode kann dabei nicht nur präventiv eingesetzt werden, sondern insbesondere auch als Reaktion auf nächtliches Grübeln. Wenn ein Insomnie-Patient nachts bemerkt, dass ihm aktuelle Probleme durch den Kopf gehen, wird geraten, aufzustehen, sich in den Gedankenstuhl zu setzen und die Probleme zu bearbeiten. Dabei sollte sich der Gedankenstuhl außerhalb des Schlafzimmers befinden, um die Assoziation zwischen dem Reiz „Bett" und der Reaktion „Problembearbeitung" zu lockern.

Über akute Probleme nicht im Bett nachdenken

Für den konkreten Prozess der Problembearbeitung können schriftliche Notizen sehr hilfreich sein, zum einen, um die Gedanken besser zu ordnen, zum anderen, um sich mögliche Lösungen am nächsten Morgen noch zu erinnern. Zudem hat sich die Technik des systematischen Problemlösens bewährt, um aktuelle Probleme oder Entscheidungen strukturiert und effektiv zu bearbeiten. Im folgenden Kasten ist eine Anleitung zum systematischen Problemlösen dargestellt.

Systematisches Problemlösen

Anleitung zum systematischen Problemlösen

- Beschreiben Sie das Problem genau (ein einziges Problem fokussieren).
- Schreiben Sie Ihre kurz- und langfristigen Ziele auf, die mit dem Problem zusammenhängen.
- Sammeln Sie mögliche Lösungen ohne Bewertung der Realisierbarkeit dieser Lösungen (Brainstorming). Lassen Sie Ihre Fantasie spielen.
- Bewerten Sie die gefundenen Lösungsmöglichkeiten in Bezug auf ihre Realisierbarkeit und ihre wahrscheinlichen Konsequenzen.
- Entscheiden Sie sich für eine Lösung, die realisierbar ist und in Bezug auf die angestrebten Ziele am sinnvollsten ist.
- Bereiten Sie konkret vor, welche Handlungen Sie durchführen müssen.
- Führen Sie die Handlungen durch.
- Bewerten Sie das Ergebnis.

Probleme bei der Durchführung

Bei den Techniken des Gedankenstuhls und des systematischen Problemlösens kommt es fast nie zu nennenswerten Problemen. In einigen Fällen wird es als unangenehm erlebt, dass das Grübeln zunächst durch die explizite Zuwendung von Aufmerksamkeit verstärkt wird. Dieser Effekt ist üblicherweise aber weder gravierend noch lang anhaltend.

4.2.6.2 Gedankenstopp

Durchbrechen des Grübelns mit einem Gedankenstopp

Die Methode des Gedankenstopps erfordert vom Patienten, sich im Bett laut „Stopp" zu sagen (oder dies zu denken), sobald er bemerkt, dass er grübelt. Dabei sollte vorher entschieden werden, ob es sich bei den Gedanken um wichtige Dinge handelt, um gegebenenfalls die Methode des Gedankenstuhls anzuwenden (vgl. Kap. 4.2.6.1). Der Gedankenstopp kommt zur Anwendung, wenn sich das Grübeln um aufschiebbare oder derzeit nicht lösbare Probleme dreht. Für die Vermittlung der Wirksamkeit des Gedankenstopps bietet es sich an, die Methode gemeinsam mit dem Patienten auszuprobieren. Dabei kann das „Stopp" zunächst vom Therapeuten gesagt werden, nachdem der Patient aufgefordert wurde, über Dinge nachzudenken, über die er typischerweise auch im Bett grübelt. Die Effekte des „Stopps" sollten dann gemeinsam besprochen werden. Wichtig ist, dass Alternativen zum Grübeln entwickelt werden, denen nachgegangen werden kann, nachdem die Gedanken durch das „Stopp" unterbrochen wurden. Hierfür bieten sich die Übungen zur körperlichen und gedanklichen Entspannung an (vgl. Kap. 4.2.1 und 4.2.2).

Probleme bei der Durchführung

Die Technik des Gedankenstopps geht üblicherweise nicht mit Problemen einher. Wie bei vielen anderen verhaltenstherapeutischen Maßnahmen ist eine gewisse Übungszeit erforderlich, ehe ein spürbarer Effekt erreicht wird. Darauf sind die Patienten bei der Vermittlung der Methode vorzubereiten. Zudem empfinden manche Patienten die Beobachtung des eigenen Grübelns als unangenehm, wobei dieser Effekt in der Regel nur kurzfristig auftritt.

4.2.6.3 Kognitives Umstrukturieren

Die sogenannte kognitive Umstrukturierung bezeichnet den Prozess, durch den es Patienten in der kognitiven Therapie gelingt, auf dysfunktionale Gedanken zu verzichten und stattdessen funktionale Gedanken zu entwickeln. Angesichts der Bedeutung von dysfunktionalen, insbesondere schlafbezogenen Gedanken für die Entwicklung und Aufrechterhaltung der Insomnie (vgl. Kap. 2.2.) ist es bedeutsam, an den entsprechenden Überzeugungen der Patienten zu arbeiten. Einige Beispiele für typische dysfunktionale Kognitionen bei Insomnie-Patienten sind im Kasten dargestellt.

Häufige schlafbezogene Kognitionen bei Insomnie-Patienten (nach Backhaus & Riemann, 1999)

- Falsche Erwartungen und Annahmen in Bezug auf den Schlaf
  (z. B. „Acht Stunden Schlaf braucht der Mensch")
- Fehlerhaftes bzw. unzureichendes Wissen über den Schlaf
  (z. B. „Der Schlaf vor Mitternacht ist der gesündeste")
- Sorgen über kurzfristige Konsequenzen der Schlafstörung
  (z. B. „Wenn ich heute nicht ausreichend schlafe, bin ich morgen nicht leistungsfähig")
- Sorgen über langfristige Konsequenzen der Schlafstörung
  (z. B. „Schlechter Schlaf führt zu schwerwiegenden Erkrankungen")
- Attribution negativer Tagesgeschehnisse auf die Schlafstörung
  (z. B. „Weil ich schlecht geschlafen habe, bin ich heute so gereizt")
- Hilflosigkeit in Bezug auf die Schlafstörung
  (z. B. „Ich weiß nicht mehr, was ich gegen meine Schlafprobleme noch tun kann, ich bin ein hoffnungsloser Fall")

Bei der Methode des *Realitätstestens* wird überprüft, inwieweit Grundannahmen der Patienten mit der Wirklichkeit übereinstimmen. Zum Beispiel kann die bei Insomnie-Patienten häufig anzutreffende Annahme „wenn ich schlecht schlafe, kann ich mich am nächsten Tag sehr schlecht konzentrieren und keine entsprechende Leistung bei meiner Arbeit bringen" mithilfe des Schlaftagebuches auf ihre Stichhaltigkeit hin überprüft werden. Dabei zeigt sich häufig, dass es auch nach schlechten Nächten vorkommen kann,

Realitätstesten

55

dass sich Patienten am Tag gut fühlen und konzentriert arbeiten können. Ebenso ist es aber auch nach guten Nächten möglich, dass sich Patienten am Tag in ihrer Befindlichkeit gestört fühlen und sich selbst als reizbar oder unkonzentriert erleben. Insgesamt ist der Zusammenhang zwischen guten Nächten und als positiv erlebten Tagen und umgekehrt zwischen schlechten Nächten und als negativ erlebten Tagen bei weitem nicht so deutlich aus dem Schlaftagebuch zu erkennen, wie es die meisten Insomnie-Patienten erwarten. Dementsprechend zeigt die Arbeit mit dem Schlaftagebuch meistens, dass die oben genannte Grundannahme differenzierter beurteilt werden sollte, was zu einer gelasseneren Haltung gegenüber dem Schlaf führen kann. Ebenso geht es vielen Patienten mit der katastrophierenden Annahme „ich kann überhaupt nicht mehr gut schlafen, meine Nächte sind der Horror". Eine genaue Überprüfung dieser Annahme mit dem Schlaftagebuch ergibt üblicherweise, dass die meisten Patienten auch mal gute Nächte oder zumindest ausreichend gute Nächte haben. Auf diese Weise kann eine zu generalisiert negative Einstellung gegenüber der eigenen Fähigkeit zu schlafen korrigiert werden, was ebenfalls zu einer entspannteren Einstellung gegenüber dem Schlafen führen kann. Das Realitätstesten kann sehr einfach jeweils zu Beginn jeder Therapiestunde durchgeführt werden, indem nach dem Schlaftagebuch der letzten Woche gefragt wird und dieses gemeinsam mit den Patienten durchgegangen wird. Dabei ist es bedeutsam, diesen Prozess häufiger zu wiederholen, da einmalige Überprüfungen der Grundannahmen von Patienten meistens nicht ausreichen, um diese zu verändern.

Reattribuierung Die Methode der *Reattribuierung* soll Patienten helfen, die Ursache ihrer Schlafstörung nicht in einem individuellen Versagen zu sehen. Dieses Gefühl des Versagens ist insbesondere bei leistungsorientierten Insomnie-Patienten ein häufiges Phänomen, was dazu führt, dass sich die Betroffenen stark unter Druck setzen, schlafen zu müssen. Dies ist jedoch, wie mehrfach beschrieben, für einen erholsamen Schlaf eher hinderlich. Dabei benutzen Patienten oft sogenannte „Doppelstandards", was bedeutet, dass sie für sich selbst strengere Maßstäbe ansetzen als für andere Personen. Dies kann dadurch offengelegt werden, dass Therapeuten ihre Patienten bitten, eine Insomnie bei einer anderen Person zu beurteilen. In der Gruppentherapie ist dies einfach zu realisieren, indem die Teilnehmer die Ursachen der Schlafstörungen bei den anderen Teilnehmern einschätzen. Wenn mit Insomnie-Patienten die Ursachen ihrer Schlafstörung besprochen werden ist zudem die Vermittlung eines Störungsmodells (vgl. Kap. 2.2) sehr wichtig. Dieses veranschaulicht, dass Schlafstörungen in der Regel multikausal bedingt sind, wodurch sich auch für die Behandlung unterschiedliche Ansatzpunkte ergeben.

4.2.6.4 Paradoxe Intention

Paradoxe Intention: solange wie möglich wachbleiben Viktor Frankl (1960, 1975) entwickelte das Verfahren der Paradoxen Intention im Rahmen der von ihm konzipierten Logotherapie. Hierbei wird der Patient angewiesen, abends so lange wie möglich wach im Bett zu liegen,

56

ohne einzuschlafen. Diese paradoxe Anweisung, die auch Symptomver-
schreibung genannt wird, hat überraschenderweise einen positiven Effekt
auf den Schlaf von Insomnie-Patienten. Die dahinter stehende Idee ist die
Annahme, dass Insomnie-Patienten im Bett starke Angst vor einer schlechten Nacht haben und sich zudem selbst unter Druck setzen, einen ausreichend erholsamen Schlaf zu bekommen. Diese kognitiven/emotionalen Phä-
nomene gehen allerdings mit einer physiologischen Anspannung einher, die
die Symptome der Insomnie verstärkt. Das Ziel der paradoxen Intention ist
es, die physiologische Anspannung zu reduzieren, indem die kognitiven/
emotionalen Grundlagen genommen werden. Wenn Patienten sich explizit
vornehmen, schlecht zu schlafen, gibt es keinen Grund mehr, sich Sorgen
vor schlechten Nächten zu machen oder sich unter Leistungsdruck zu setzen, schnell einzuschlafen.

Bei der Erläuterung der Methode der paradoxen Intention ist es hilfreich, mit
dem Patienten zu besprechen, dass die bewusste Anstrengung, gut zu schlafen, einen negativen Effekt auf den Schlaf hat. Die genaue Instruktion sollte
lauten: „Wenn Sie abends ins Bett gehen, machen Sie das Licht aus und
nehmen Sie eine Haltung ein, in der Sie normalerweise einschlafen können,
halten Sie aber die Augen offen und versuchen Sie, nicht einzuschlafen".

4.2.7   Kombinationsprogramme

Die Ergebnisse von Metaanalysen zeigen deutlich, dass es sinnvoll ist, die
verschiedenen kognitiven und verhaltenstherapeutischen Methoden zur Behandlung von Insomnien zu kombinieren. Nach den Ergebnissen von Morin
et al. (1994) und Murtagh und Greenwood (1995) ist es dabei günstig, ein
Verfahren zur Schlaf-Wach-Rhythmus-Strukturierung (Stimuluskontrolle
oder Schlafrestriktion) mit einem Entspannungsverfahren zu kombinieren.
Zudem sollte die Vermittlung von Basiswissen über den Schlaf und die Vermittlung der sogenannten „schlafhygienischen" Regeln Bestandteil jeder
Kombinationstherapie für die Behandlung der Insomnien sein.

Riemann und Backhaus (1996) haben ein deutschsprachiges Manual für
eine Kombinationsbehandlung der Insomnie veröffentlicht. Diese Kombinationstherapie ist halbstandardisiert und umfasst sechs therapeutische Sitzungen. Dabei wird die progressive Muskelentspannung als Methode der
körperlichen Entspannung vermittelt (Sitzung 1) sowie Ruhebild und Fantasiereise als Methoden der gedanklichen Entspannung (Sitzung 2). Diese
Methoden können mit Achtsamkeitsübungen verbunden werden (Heidenreich et al., 2006). Basale Informationen über den Schlaf und die „schlafhygienischen" Regeln werden zusammen mit der Stimuluskontrolle in Sitzung 3 besprochen. Die Sitzungen 4 und 5 werden für die kognitiven
Techniken genutzt, und in der letzten Sitzung werden die Ergebnisse eva-
luiert und das weitere Vorgehen besprochen (vgl. Kasten).

**Manual für
Kombinations-
behandlung**

> **Störungsspezifische Psychotherapie der primären Insomnie**
> **(nach Riemann & Backhaus, 1996)**
>
> 1. *Entspannung I:* Körperliche Entspannung, Progressive Muskelrelaxation
> 2. *Entspannung II:* Gedankliche Entspannung, Ruhebild, Fantasiereise
> 3. *Regeln für einen gesunden Schlaf:* Informationen zu Schlaf und Schlafstörungen, Schlaf-Wach-Rhythmus-Strukturierung, Stimuluskontrolle, Schlafhygiene
> 4. *Kognitive Techniken I:* Erkennen kognitiver Teufelskreise und Sich-selbst-erfüllender-Prophezeiungen, Gedankenstuhl, Gedankenstopp
> 5. *Kognitive Techniken II:* Kognitives Umstrukturieren dysfunktionaler Gedanken
> 6. *Abschlusssitzung:* Zusammenfassende Analyse aufrechterhaltender Bedingungen und entsprechender Gegenmaßnahmen, Prävention: Umgang mit zukünftigen Schlafproblemen

Das Therapieprogramm beginnt absichtlich mit der Vermittlung der Entspannungsverfahren. Der Grund hierfür liegt in der vergleichsweise einfachen Erlernung dieser Methoden, die zwar ein regelmäßiges Üben erfordern, aber nicht mit gravierenden Verhaltensänderungen verbunden sind (im Gegensatz zur Stimuluskontrolle). Dementsprechend haben wir die Erfahrung gemacht, dass es für die Motivation und Compliance im weiteren Therapieverlauf gut ist, mit den Entspannungsverfahren zu beginnen. Zudem braucht das Entspannungstraining einige Übungszeit, so dass es sinnvoll sein kann, die damit erreichten Erfolge und Misserfolge über den gesamten Therapiezeitraum begleiten zu können. Die Anwendung der Entspannungsverfahren im Bett wird erst ab der 4. Sitzung empfohlen (vgl. Kap. 4.2.1).

Selbsthilfe-manual Den Patienten wird zusätzlich zu den sechs Therapiesitzungen ein Selbsthilfemanual ausgehändigt, um die Eigenverantwortlichkeit für den Therapieverlauf zu stärken (Backhaus & Riemann 1996). Dieses Selbsthilfemanual ermöglicht vor allem eine eigenständige vertiefte Auseinandersetzung mit den verschiedenen Therapiebestandteilen, die in den therapeutischen Sitzungen vermittelt werden. Zudem ist das Manual ein wichtiger Bestandteil der Rückfallprävention: so kommt es auch nach erfolgreicher Therapie häufig wieder zu Phasen, in denen die Patienten schlechter schlafen, so dass sich die Betroffenen mit dem Selbsthilfemanual die für sie erfolgreichen Therapiestrategien schnell wieder in Erinnerung rufen können. Diesbezüglich ist es sehr wichtig, die Patienten darauf aufmerksam zu machen, dass es eher die Regel als die Ausnahme ist, dass auch nach erfolgreicher Therapie wieder schlechte Nächte auftreten. Sehr bewährt hat es sich zudem, eine zusätzliche Sitzung einige Zeit nach Abschluss der Therapie anzubieten (z. B. nach drei Monaten), um die vermittelten Inhalte erneut zu besprechen und möglicherweise aufgetretene Probleme zu bearbeiten. Diese zusätzliche Sitzung hat einen weiteren positiven Effekt: Viele Patienten sind angesichts der zu erwartenden Besprechung des Therapieerfolgs in dieser Sitzung motivierter, die zum Teil mühseligen Methoden in dem Zeitraum nach der Beendigung der wöchentlichen Sitzungen weiterhin umzusetzen.

5 Wirksamkeit der Methoden

Progressive Muskelentspannung nach Jacobson

Die Progressive Muskelentspannung wurde in vielen Studien empirisch untersucht. Aus den Ergebnissen geht hervor, dass die Methode eine wirksame Therapie zur Behandlung von Insomnien ist. Dabei ergaben sich in einer Metaanalyse mittlere bis große Effektstärken in Bezug auf die Einschlafzeit und die Gesamtschlafzeit, wobei die Effekte bei Einschlafstörungen etwas größer waren als bei Durchschlafstörungen (Murtagh & Greenwood, 1995). Die Effektstärke auf die Einschlaflatenz betrug 0,81, auf die Häufigkeit des nächtlichen Erwachens 0,57, auf die Schlafdauer 0,52 und auf die subjektiv erlebte Schlafqualität 0,97. Allerdings konnte der ursprünglich angenommene Wirkmechanismus – die Reduktion einer erhöhten körperlichen Anspannung – in den meisten Studien nicht als entscheidender Faktor für die Wirksamkeit der progressiven Muskelrelaxation bestätigt werden (siehe z. B. Borkovec & Fowles, 1973; Borkovec & Weerts, 1976; Lick & Heffler, 1977). Der Wirkmechanismus liegt möglicherweise eher darin, dass das Grübeln der Patienten durchbrochen wird. Auch deswegen ist es nahe liegend und unserer Erfahrung nach sinnvoll, wenn die progressive Muskelentspannung mit einem Verfahren zur gedanklichen Entspannung kombiniert wird (vgl. auch Harvey & Payne, 2002).

Gedankliche Entspannung

Die gedankliche Entspannung hat nach der Metaanalyse von Morin et al. (1994) eine sehr hohe Effektstärke in Bezug auf die Einschlaflatenz (1,20), die in dieser Metaanalyse von keinem anderen Verfahren übertroffen wird. In Bezug auf die Häufigkeit des nächtlichen Erwachens liegt die Effektstärke mit 0,56 im mittleren Bereich. Für die Schlafdauer liegt die Effektstärke lediglich bei 0,28 und damit unterhalb der Effektstärke, die für die progressive Muskelrelaxation gefunden wurde.

„Schlafhygienische" Regeln

Es gibt nur sehr wenige Studien, in denen der Effekt der Vermittlung der „schlafhygienischen" Regeln ohne die Kombination mit anderen verhaltensmedizinischen Methoden untersucht wurde. Dies ist eigentlich verwunderlich, da die Vermittlung dieser Regeln Bestandteil nahezu aller kognitiv-verhaltenstherapeutischen Kombinationsprogramme ist. Morin et al. (1994) fassen in ihrer Metaanalyse zwei Untersuchungen zur Anwendung der „schlafhygienischen" Regeln zusammen und kommen zu dem Schluss, dass die Befolgung der Regeln positive Effekte auf die Einschlafzeit und auf die Gesamtschlafzeit hat. Nach Auffassung der Autoren ist jedoch die Vermittlung der „schlafhygienischen" Regeln alleine ohne eine weitere Therapie nicht ausreichend für eine adäquate Behandlung einer nicht organischen/primären Insomnie.

Stimuluskontrolle

Die Stimuluskontrolle ist ein sehr effektives therapeutisches Verfahren zur Behandlung von Insomnien. Nach den Metaanalysen von Morin et al. (1994) und Murtagh und Greenwood (1995) zeigen sich große Effektstärken für die Einschlaflatenz (0,81 und 1,16), die nächtliche Wachzeit (0,70) und die subjektive Schlafqualität (1,30). Die Effektstärken für die Schlafdauer sind im kleinen bis mittleren Bereich (0,38 und 0,41).

Obwohl sich die Stimuluskontrolle empirisch als sehr effektiv herausgestellt hat, ist es umstritten, ob der von Bootzin postulierte Wirkmechanismus, die Konditionierung der Reaktion „schlafen" auf den Stimulus „Bett" tatsächlich der ausschlaggebene Wirkfaktor in der Therapie ist. In einer originellen Studie fanden Zwart und Lisman (1979), dass die Befolgung von Regeln, die genau das Gegenteil von der Stimuluskontrolle erfordern, genauso wirksam ist wie die Stimuluskontrolle. Im Rahmen der sogenannten „Gegenkontrolle" sollten Probanden, die nicht innerhalb von 10 Minuten eingeschlafen waren, im Bett lesen, fernsehen oder essen. Zusätzlich sollten die Probanden tagsüber mindestens eine halbe Stunde im Bett verbringen und in dieser Zeit ebenfalls lesen, fernsehen oder essen. Kritisch anzumerken ist jedoch, dass in dieser Arbeit nur Studierende als Versuchspersonen rekrutiert wurden, so dass nicht abzuschätzen ist, ob sich der Effekt auf Insomnie-Patienten generalisieren lässt. In einer weiteren Studie (Davies et al., 1986) war jedoch die „Gegenkontrolle" auch bei Menschen mit einer Durchschlafstörung wirksam. Es gibt mehrere Hypothesen, warum beide Verfahren, die Stimuluskontrolle und die „Gegenkontrolle" wirksam sind. Zum einen ist es möglich, dass beide Verfahren vor allem kognitiv wirken und das Grübeln der Patienten im Bett unterbunden wird, indem entweder aufgestanden wird und einer angenehmen Tätigkeit nachgegangen wird (Stimuluskontrolle) oder im Bett anderen Tätigkeiten nachgegangen wird („Gegenkontrolle"). Ebenso ist es denkbar, dass beide Verfahren über eine Schlafrestriktion wirken, bei der es sich ebenfalls um ein anerkanntes Verfahren zur Therapie der Insomnie handelt (vgl. Kap. 4.2.5).

Schlafrestriktion

Gemäß den Metaanalysen von Morin et al. (1994) und Murtagh und Greenwood (1995) ist die Schlafrestriktion ein sehr effektives Verfahren für die Behandlung von Insomnien. Es ergaben sich hohe Effektstärken auf die Einschlaflatenz (0,85 und 0,98) und eine mittlere bis hohe Effektstärke auf die Zeit, die nachts wach im Bett verbracht wird (0,76). Für die Schlafdauer ergeben sich in den Metaanalysen sehr unterschiedliche Zahlen, wobei Morin et al. (1994) eine negative Effektstärke von –1,06 angeben und Murtagh und Greenwood eine Effektstärke von 0,37. Dabei ist jedoch zu beachten, dass es zu diesem Zeitpunkt eher wenige klinische Studien zu diesem Verfahren gab. Sehr problematisch sind die hohen Abbrecherquoten, die sich in den Berechnungen der Effektstärken nicht widerspiegeln. Fraglich sind auch die Langzeiteffekte der Schlafrestriktion: in der Metaanalyse von Murtagh und Greenwood (1995) ist dieses Verfahren das einzige mit einer deutlich sinkenden Effektstärke in der Follow-up-Untersuchung. So sinkt die Effektstärke für die Einschlaflatenz von 0,85 zum Zeitpunkt der Beendigung der Therapie auf 0,57 in der Follow-up-Untersuchung.

Kognitive Methoden

Die paradoxe Intention ist die einzige kognitive Methode zur Behandlung von Insomnien, deren Effektivität wissenschaftlich untersucht wurde. Alle anderen kognitiven therapeutischen Techniken (Gedankenstuhl, Gedankenstopp, kognitive Umstrukturierung) wurden jeweils nur in Kombinationsprogrammen mit anderen Methoden untersucht, so dass die spezifischen Effekte der jeweiligen Methoden nicht beurteilbar sind.

In den Metaanalysen von Morin et al. (1994) und Murtagh und Greenwood (1995) ergaben sich für die paradoxe Intention folgende Effektstärken: Für die Einschlaflatenz 0,63 und 0,73, für die Häufigkeit des nächtlichen Erwachens 0,73 und 1,00, für die Schlafdauer 0,10 und 0,46 und für die Schlafqualität 0,77. Ascher und Turner (1980) führten eine interessante Studie durch, in der zwei verschiedene Formen der paradoxen Intention miteinander verglichen wurden. In der ersten Form wurden die Patienten über die Idee der paradoxen Intention aufgeklärt, in der zweiten wurde ihnen hingegen gesagt, dass sie möglichst lange wach bleiben und sich dabei beobachten sollen, um möglichst viele Informationen für die weitere Therapieplanung zu sammeln. Dabei zeigte sich, dass sich nur die Symptomatik derjenigen Patienten signifikant verbesserte, die über das Therapierationale informiert waren.

Kombinationsprogramme

Behandlung auch für ältere Patienten wirksam

Die beiden Metaanalysen von Morin et al. (1994) und Murtagh und Greenwood (1995) zeigen, dass die Effektstärken für Kombinationstherapien hoch sind. Im Vergleich zu den Einzelverfahren erreichen die Kombinationstherapien in fast allen Schlafparametern höhere Effektstärken. Diese liegen für die Einschlaflatenz bei 1,00 und 1,05, für die Schlafdauer bei 0,75 und 0.78, für die Wachzeit nach dem Einschlafen bei 0,92 und für die Schlafqualität bei 1,12. Neuere Metaanalysen zeigen ebenfalls, dass kognitiv-verhaltenstherapeutische Kombinationsprogramme in der Behandlung der Insomnie sehr wirksam sind (Pallesen et al., 1998; Montgomery & Dennis, 2003; Irwin et al., 2006). Diese neuren Metaanalysen befassen sich dabei vor allem mit der Frage der Wirksamkeit der kognitiven Verhaltenstherapie in der Behandlung älterer Insomnie-Patienten (>60 Jahre). Dies ist besonders deswegen wichtig, weil diese Gruppe anfälliger für die Nebenwirkungen der pharmakologischen Therapie ist (vgl. Kap. 4.1).

Behandlung auch langfristig wirksam

Die Metaanalysen zeigen zusätzlich deutlich, dass die kognitiv-verhaltenstherapeutischen Verfahren einen langfristigen Effekt auf insomnische Beschwerden haben. Für das hier dargestellte Kombinationsprogramm zur Behandlung von Insomnien zeigte eine Freiburger Studie, dass die Effekte über einen Zeitraum von etwa 3 Jahren sehr stabil waren (Backhaus et al., 2001).

Gruppenbehandlung

Besonders wirksam sind die Kombinationsprogramme in der Gruppenbehandlung. Die Gruppenbehandlung ist dabei nicht nur kostensparend, sondern hat viele weitere Vorteile: den Austausch der Patienten untereinander, die Erkenntnis, Leidensgenossen zu haben und ernst genommen zu werden, sowie den Modellcharakter von Mitpatienten, die schnell von der Behandlung profitieren. In den Metaanalysen von Morin et al. (1994) und Murtagh und Greenwood (1995) zeigte sich, dass die Einzeltherapie der Gruppentherapie nicht oder nur minimal überlegen ist. So fanden Murtagh und Greenwood (1995) überhaupt keinen Unterschied zwischen den beiden Formen der Behandlung, Morin et al. (1994) fanden lediglich in einem von vier Vergleichen (in der Auswertung der Häufigkeit des nächtlichen Erwachens) eine signifikante Überlegenheit der Einzeltherapie. Keine signifikanten Unterschiede fanden sich hingegen für die Einschlaflatenz, die Schlafdauer und die Zeit, die nach dem Einschlafen wach im Bett verbracht wird.

Rückfallprophylaxe

Bislang gibt es keine wissenschaftlichen Studien zur Rückfallprophylaxe nach erfolgreicher Insomnie-Therapie. Es wird jedoch davon ausgegangen, dass die Befolgung der „schlafhygienischen" Regeln prophylaktisch wirksam ist. Die Patienten werden zudem instruiert, bei Wiederauftreten von insomnischen Beschwerden erneut auf die bereits erlernten kognitiv-behavioralen Methoden zurückzugreifen (Schlaf-Wach-Rhythmus-Strukturierung, körperliche und gedanklich Entspannung), um einer weiteren Verschlechterung des Schlafs entgegenzuwirken.

Rückfall-prophylaxe

6 Vergleich Pharmakotherapie versus Psychotherapie

Es gibt nur sehr wenige Studien, in denen die kognitive Verhaltenstherapie für die Behandlung von Insomnien direkt mit einer medikamentösen Therapie verglichen wurde (Jacobs et al., 2004; McClusky et al., 1991; Morin et al., 1999; Morin et al., 2009b; Sivertsen et al., 2006). Diese Studien zeigen jedoch übereinstimmend, dass die kognitive Verhaltenstherapie und verschiedene medikamentöse Therapien in der Kurzzeitbehandlung der Insomnie (nach vier Wochen Therapie) etwa gleichwertig sind.

In der neuesten und größten dieser Studien verglichen Morin et al. (2009b) die Effekte der kognitiven Verhaltenstherapie mit der Kombination aus kognitiver Verhaltenstherapie und Zolpidem bei 160 Patienten mit chronischer Insomnie. In dieser Studie zeigte sich, dass sich die akuten Effekte der psychotherapeutischen Behandlung in einem 6-wöchigen Behandlungszeitraum durch die zusätzliche Gabe von Zolpidem steigern lassen. In der langfristigen Behandlung (weitere Untersuchungszeitpunkte nach 6 und 12 Monaten) konnte jedoch die Gruppe am stärksten von der Behandlung profitieren, die nach dem akuten Behandlungszeitraum für weitere 6 Monate nur an monatlichen psychotherapeutischen Sitzungen teilnahme ohne ein Medikament einzunehmen.

Es gibt eine Metaanalyse zum Vergleich von psychotherapeutischer und pharmakologischer Behandlung der Insomnien (Smith et al., 2002). Aufgrund der wenigen Originalstudien, in denen die beiden Behandlungsoptionen direkt miteinander verglichen wurden (siehe oben), wurden in dieser Arbeit nur Studien miteinander verglichen, in denen entweder die kognitive Verhaltenstherapie oder eine pharmakotherapeutische Behandlung unter-

Kognitive Verhaltens-therapie langfristig überlegen

sucht wurden. In der Analyse dieser Arbeiten wurden die Effektstärken der beiden Behandlungsoptionen miteinander verglichen. Dabei zeigte sich, dass die Effekte für die beiden therapeutischen Strategien in der akuten Behandlung vergleichbar sind. Aus den Follow-up-Untersuchungen wurden jedoch deutlich, dass die kognitive Verhaltenstherapie der Pharmakotherapie langfristig überlegen ist.

7 Ausblick

In der Behandlung der nicht organischen/primären Insomnie werden pharmakologische und psychotherapeutische Strategien eingesetzt, wobei es viele empirische Studien zur Wirksamkeit dieser beiden therapeutischen Optionen gibt (vgl. Riemann & Perlis, 2009).

Die medikamentöse Behandlung mit Benzodiazepinen und Benzodiazepin-Rezeptor-Agonisten ist in der kurzzeitigen Behandlung bis zu 6 Wochen wirksam. Allerdings spricht bislang wenig dafür, dass es positive Effekte gibt, die über den aktuellen Behandlungszeitraum hinausreichen. Zudem ist zu wenig über die Effekte und Nebenwirkungen der Benzodiazepine in der Langzeitbehandlung bekannt. Dies hat zu der etwas paradoxen Situation geführt, dass Benzodiazepine nur für eine kurzzeitige Behandlung der Insomnien zugelassen sind, die Präparate aber keinen positiven Effekt haben, der länger andauert als die Einnahme der Substanzen. Dies ist für eine chronische Erkrankung wie die Insomnie eine unbefriedigende Situation.

In Bezug auf die kognitiv-verhaltenstherapeutischen Verfahren ist die Wirksamkeit empirisch gut belegt, wobei die Methoden auch positive Effekte haben, die weit über den Behandlungszeitraum hinaus wirken. Nichtsdestoweniger gibt es auch bei dieser Behandlung viele Patienten, die nicht darauf ansprechen, so dass eine kontinuierliche Weiterentwicklung der Verfahren notwendig ist (siehe z. B. Harris et al., 2007). Zudem ist es wichtig zu betonen, dass die entsprechenden Studien nahezu alle in Forschungseinrichtungen durchgeführt wurden, so dass über die Erfolgsraten (und Abbrecherquoten) in normalen klinisch orientieren Settings wenig bekannt ist. Dies ist insofern bedeutsam, als die Compliance der Patienten eine herausragende Rolle bei diesen Verfahren spielt, insbesondere bei der Stimuluskontrolle und bei der Schlafrestriktion. Die Compliance ist aber üblicherweise in Forschungssettings besser als im normalen klinischen Kontext. Die wichtigste Beschränkung der kognitiv-verhaltenstherapeutischen Verfahren ist derzeit aber die geringe Verfügbarkeit. So gehen wir davon aus, dass derzeit nur etwa 1 % aller Insomnie-Patienten weltweit eine entsprechende Behandlung bekommt. Angesichts dessen, dass die Methoden zum Teil schon über 20 Jahre bekannt sind, ist dies verwunderlich und spricht dafür, dass die in diesem Kontext tätigen Forschergruppen mehr Anstrengungen unternehmen müssen, um ihr Wissen an Psychotherapeuten oder Ärzte zu vermitteln.

8 Weiterführende Literatur

Dressing, H. & Riemann, D. (1994). *Diagnostik und Therapie von Schlafstörungen*. Stuttgart, Jena: Gustav Fischer.

Hajak, G. & Rüther, E. (1995). *Insomnie*. Berlin: Springer.

Kryger, M. H., Roth, T. & Dement, W. C. (2005). *Principles and Practice of Sleep Medicine* (4th ed.). Philadelphia: W. B. Saunders.

Riemann, D. & Backhaus, J. (Hrsg.). (1996). *Schlafstörungen bewältigen. Ein psychologisches Gruppenprogramm*. Weinheim: Beltz/Psychologie Verlags Union.

9 Literatur

AASM (2005). *International Classification of Sleep Disorder* (2nd ed.). Westchester: AASM.

Allen, R. P., Picchietti, D., Hening, W. A., Trenkwalder, C., Walters, A. S. & Montplaisir, J. (2003). Restless legs syndrome: diagnostic criteria, special considerations, and epidemiology. A report from the restless legs syndrome diagnosis and epidemiology workshop at the National Institutes of Health. *Sleep Medicine, 4*, 101–119.

Ascher, L. M. & Turner, R. M. (1980). A comparison of two methods for the administration of Paradoxical Intention. *Behavior Research and Therapy, 18*, 121–126.

Aserinsky, E. & Kleitman, N. (1953). Regularly occurring periods of eye motility and concomitant phenomena in sleep. *Science, 118*, 273–278.

Backhaus, J., Hohagen, F., Voderholzer, U. & Riemann, D. (2001). Long-term effectiveness of a short-term cognitive-behavioral group treatment for primary insomnia. *European Archives of Psychiatry and Clinical Neuroscience, 251*, 35–41.

Backhaus, J. & Riemann, D. (1996). *Schlafstörungen bewältigen. Informationen und Anleitungen zur Selbsthilfe*. Weinheim: Beltz/Psychologie Verlags Union.

Backhaus, J. & Riemann, D. (1999). *Schlafstörungen* (Fortschritte der Psychotherapie). Göttingen: Hogrefe.

Beaulieu-Bonneau, S., LeBlanc, M., Merette, C., Dauvilliers, Y. & Morin, C. M. (2007). Family history of insomnia in a population-based sample. *Sleep, 30,* 1739–1745.

Benca, R., Obermeyer, W., Thisted, R. & Gillin, J. C. (1992). Sleep and psychiatric disorders: A meta-analysis. *Archives of General Psychiatry, 49,* 651–668.

Bliwise, D. (2005). Normal aging. In M. Kryger, T. Roth & W. C. Dement (Eds.), *Principles and practice of sleep medicine.* London: W. B. Saunders Co.

Bootzin, R. R. (1972). *A stimulus control treatment for insomnia.* Proceedings of the 80th Annual Convention of the American Psychological Association (pp. 395–396).

Borbély, A. A. (1982). A two process model of sleep regulation. *Human Neurobiology, 1,* 195–204.

Borkovec, T. D. & Fowles, D. C. (1973). Controlled investigation of the effects of progressive and hypnotic relaxation on insomnia. *Journal of Abnormal Psychology, 82, 1,* 153–158.

Borkovec, T. D. & Weerts, T. C. (1976). Effects of progressive relaxation on sleep disturbance: An electroencephalographic evaluation. *Psychosomatic Medicine, 38,* 173–180.

Breslau, N., Roth, T., Rosentahl, L. & Andreski, P. (1996). Sleep disturbance and psychiatric disorders: A longitudinal epidemiological study of young adults. *Biological Psychiatry, 39,* 411–418.

Buscemi, N., Vandermeer, B., Friesen, C., Bialy, L., Tubman, M., Ospina, M., Klassen, T. P. & Witmans, M. (2007). The efficacy and safety of drug treatments for chronic insomnia in adults: a meta-analysis of RCTs. *Journal of General Internal Medicine, 22,* 1335–1350.

Buscemi, N., Vandermeer, B., Hooton, N., Pandya, R., Tjosvold, L., Hartling, L., Baker, G., Klassen, T. P. & Vohra, S. (2005). The efficacy and safety of exogenous melatonin for primary sleep disorders. A meta-analysis. *Journal of General Internal Medicine, 20,* 1151–1158.

Buysse, D. J., Angst, J., Gamma, A., Ajdacic, V., Eich, D. & Rossler, W. (2008). Prevalence, course, and comorbidity of insomnia and depression in young adults. *Sleep, 31,* 473–480.

Buysse, D. J., Reynolds, C. F., Monte, T. H., Berman, S. R. & Kupfer, D. J. (1989). The Pittsburgh Sleep Quality Index: A new instrument for psychiatric practice and research. *Psychiatric Research, 28,* 193–213.

Chang, P. P., Ford, D. E., Mead, L. A., Copper-Patrick, L. & Klag, M. J. (1997). Insomnia in young men and subsequent depression. *American Journal of Epidemiology, 146,* 105–114.

Davies, R., Lacks, P., Storandt, M. & Bertelson, A. D. (1986). Countercontrol treatment of sleep-maintenance insomnia in relation of age. *Psychology and Aging, 1, 3,* 233–238.

Dündar, Y., Boland, A., Strobl, J., Dodd, S., Haycox, A., Bagust, A., Bogg, J., Dickson, R. & Walley, T. (2004). Newer hypnotic drugs for the short-term management of insomnia: a systematic review and economic evaluation. *Health Technology Assessment, 8,* 1–125.

Espie, C. A., Broomfield, N. M., MacMahon, K. M., Macphee, L. M. & Taylor, L. M. (2006). The attention-intention-effort pathway in the development psychophysiologic insomnia: a theoretical review. *Sleep Medicine Reviews, 10,* 215–245.

Ford, D. E. & Kamerow, D. B. (1989). Epidemiologic study of sleep disturbances and psychiatric disorders. An opportunity for prevention? *Journal of the American Medical Association, 262,* 1479–1484.

Frankl, V. E. (1960). Paradoxical Intention: a logotherapeutic technique. *American Journal of Psychotherapy, 14,* 520–535.

66

Frankl, V. E. (1975). Paradoxical Intention and dereflection. *Psychotherapy: theory, research and practice, 12,* 226–237.

Geuze, E., Vermetten, E. & Bremner, J. D. (2005). MR-based in vivo hippocampal volumetrics: 2. Findings in neuropsychiatric disorders. *Molecular Psychiatry, 10,* 160–184.

Glass, J., Lanctot, K. L., Herrmann, N., Sproule, B. A. & Busto, U. E. (2005). Sedative hypnotics in older people with insomnia: meta-analysis of risks and benefits. *British Medical Journal, 331,* 1169.

Glovinsky, P. B. & Spielman, A. J. (1991). Sleep restriction therapy. In P. J. Hauri (Ed.), *Case studies in insomnia* (pp. 49–63). New York: Plenum Press.

Görtelmeyer, R. (1986). Schlaffragebogen A und B. In CIPS (Hrsg.), *Internationale Skalen für Psychiatrie.* Weinheim: Beltz Test GmbH.

Harris, J., Lack, L., Wright, H., Gradisar, M. & Brooks, A. (2007). Intensive Sleep Retraining treatment for chronic primary insomnia: a preliminary investigation. *Journal of Sleep Research, 16,* 276–284.

Harvey, A. G. & Payne, S. (2002). The management of unwanted pre-sleep thoughts in insomnia: distraction with imagery versus general distraction. *Behavioral Research and Therapy, 40,* 267–277.

Hautzinger, M. (1997). *Kognitive Verhaltenstherapie bei Depression* (4. Aufl.). Weinheim: PVU.

Hautzinger, M. (1998). *Depression.* Hogrefe: Göttingen.

Heidenreich, T., Tuin, I., Pflug, B., Michal, M. & Michalak, J. (2006). Mindfulness-based cognitive therapy for persistent insomnia: a pilot study. *Psychotherapy and Psychosomatics, 75,* 188–189.

Hohagen, F., Graßhoff, U., Schramm, E., Ellringmann, D., Riemann, D., Weyerer, S. & Berger, M. (1991). Häufigkeit von Schlafstörungen in der allgemeinärztlichen Praxis. *Praxis der Klinischen Verhaltensmedizin und Rehabilitation, 4,* 177–182.

Hohagen, F., Käppler, C., Schramm, E., Rink, K., Weyerer, S., Riemann, D. & Berger, M. (1994). Prevalence of insomnia in elderly general practice attenders and the current treatment modalities. *Acta psychiatrica Scandinavica, 90,* 102–108.

Hohagen, F., Rink, K., Schramm, E., Riemann, D., Weyerer, S. & Berger M. (1993). Prevalence and treatment of insomnia in general practice. A longitudinal study. *European Archives of Psychiatry and Clinical Neuroscience, 242,* 329–336.

Holbrook, A. M., Crowther, R., Lotter, A., Cheng, C. & King, D. (2000). Meta-analysis of benzodiazepine use in the treatment of insomnia. *Canadian Medical Association Journal, 162,* 225–233.

Iber, C., Ancoli-Israel, S., Chesson, A. & Quan, S. F. (2007). *The AASM Manual for the Scoring of Sleep and Associated Events: Rules, Terminology and Technical Specifications.* Westchester, Illinois: American Academy of Sleep Medicine.

Irwin, M. R., Cole, J. C. & Nicassio, P. M. (2006). Comparative meta-analysis of behavioral interventions for insomnia and their efficacy in middle-aged adults and in older adults 55+ years of age. *Health Psychology, 25,* 3–14.

Jacobs, G. D., Pace-Schott, E. F., Stickgold, R. & Otto, M. W. (2004). Cognitive behavior therapy and pharmacotherapy for insomnia: a randomized controlled trial and direct comparison. *Archives of Internal Medicine, 164,* 1888–1896.

Jacobson, E. (1938). *Progressive Relaxation.* Chicago: University of Chicago Press.

Jansson-Frojmark, M. & Lindblom, K. (2008). A bidirectional relationship between anxiety and depression, and insomnia? A prospective study in the general population. *Journal of Psychosomatic Research, 64,* 443–449.

Kryger, M. H., Roth, T. & Dement, W. C. (2005). *Principles and Practice of Sleep Medicine* (4th ed.). Philadelphia: W. B. Saunders.

Krystal, A. D., Erman, M., Zammit, G. K., Soubrane, C. & Roth, T. (2008). Long-term efficacy and safety of zolpidem extended-release 12.5 mg, administered 3 to 7 nights per week for 24 weeks, in patients with chronic primary insomnia: a 6-month, randomized, double-blind, placebo-controlled, parallel-group, multicenter study. *Sleep, 31,* 79–90.

Krystal, A. D., Walsh, J. K., Laska, E., Caron, J., Amato, D. A., Wessel, T. C. & Roth, T. (2003). Sustained efficacy of eszopiclone over 6 months of nightly treatment: results of a randomized, double-blind, placebo-controlled study in adults with chronic insomnia. *Sleep, 26,* 793–799.

Lack, L. C., Gradisar, M., van Someren, E. J. W., Wright, H. R. & Lushington, K. (2008). The relationship between insomnia and body temperatures. *Sleep Medicine Reviews, 12,* 307–317.

Lacks, P. & Rotert, M. (1986). Knowledge and practice of sleep hygiene techniques in insomniacs and good sleepers. *Behavior Research and Therapy, 24,* 365–368.

Lanfranchi, P. A., Pennestri, M. H., Fradette, L., Dumont, M., Morin, C. M. & Montplaisir, J. (2009). Night time blood pressure in normotensive subjects with chronic insomnia: implications for cardiovascular risk. *Sleep, 32,* 760–766.

Lazarus, A. (1993). *Innenbilder. Imagination in der Therapie und als Selbsthilfe* (2. Aufl.). München: Pfeiffer.

Lick, J. & Heffler, D. (1977). Relaxation training and attention placebo in the treatment of severe insomnia. *Journal of Consulting and Clinical Psychology, 45,* 153–161.

Livingston, G., Blizard, B. & Mann, A. (1993). Does sleep disturbance predict depression in elderly people? A study in inner London. British Journal of General Practice, 43, 445–448.

McClusky, H. Y., Milby, J. B., Switzer, P. K., Williams, V. & Wooten, V. (1991). Efficacy of behavioral versus triazolam treatment in persistent sleep-onset insomnia. *American Journal of Psychiaty, 148,* 121–126.

Montgomery, P. & Dennis, J. (2004). A systematic review of non-pharmacological therapies for sleep problems in later life. *Sleep Medicine Reviews, 8,* 47–62.

Morin, C. M., Belanger, L., LeBlanc, M., Ivers, H., Savard, J., Espie, C. A., Merette, C., Baillargeon, L. & Gregoire, J. P. (2009a). The natural history of insomnia: a population-based 3-year longitudinal study. *Archives of Internal Medicine, 169,* 447–453.

Morin, C. M., Culbert, J. P. & Schwartz, S. M. (1994). Nonpharmacological interventions for insomnia: A meta-analysis of treatment efficacy. *American Journal of Psychiatry, 151* (8), 1172–1180.

Morin, C. M., Colecchi, C., Stone, J., Sood, R. & Bring, D. (1999). Behavioral and pharmacological therapies for late-life insomnia: a randomized controlled trial. *Journal of the American Medical Association, 281,* 991–999.

Morin, C. M., Vallières, A., Guay, B., Ivers, H., Savard, J., Mérette, C., Bastien, C. & Baillargeon, L. (2009b). Cognitive behavioral therapy, singly and combined with medication, for persistent insomnia: a randomized controlled trial. *Journal of the American Medical Association, 301,* 2005–2015.

Morphy, H., Dunn, K. M., Lewis, M., Boardman, H. F. & Croft, P. R. (2007). Epidemiology of insomnia: a longitudinal study in a UK population. *Sleep, 30,* 274–280.

Müller, E. (1983). *Du spürst unter deinen Füßen das Gras.* Frankfurt: Fischer.

Murtagh, D. R. & Greenwood, K. M. (1995). Identifying effective psychological treatments for insomnia: a meta-analysis. *Journal of Clinical and Consulting Psychology, 63,* 79–89.

Nicassio, P. M., Mendlowitz, D. R., Fussell, J. J. & Petras, L. (1985). The phenomenology of the pre-sleep state: The development of the pre-sleep arousal scale. *Behavior Research and Therapy, 23,* 263–271.

NIH (2005). National institute of health state of the science conference statement: manifestations and management of chronic insomnia in adults. *Sleep, 28,* 1049–1057.

Nilsson, P. M., Nilsson, J. A., Hedblad, B. & Berglund, G. (2001). Sleep disturbance in association with elevated pulse rate for prediction of mortality – consequences of mental strain? *Journal of Internal Medicine, 250,* 521–529.

Nissen, C., Kloepfer, C., Nofzinger, E. A., Feige, B., Voderholzer, U. & Riemann, D. (2006). Impaired sleep-related memory consolidation in primary insomnia – a pilot study. *Sleep, 29,* 1068–1073.

Nofzinger, E. A., Buysse, D. J., Germain, A., Price, J. C., Miewald, J. M. & Kupfer, D. J. (2004). Functional neuroimaging evidence for hyperarousal in insomnia. *American Journal of Psychiatry, 161,* 2126–2129.

Ohayon, M. M. (2002). Epidemiology of insomnia: what we know and what we still need to learn. *Sleep Medicine Reviews, 6,* 97–111.

Ohayon, M. & Reynolds, C. F. (2009). Epidemiological and clinical relevance of insomnia diagnoses algorithms according to the DSM-IV and the international classification of sleep disorders (ICSD*). Sleep Medicine, 10,* 952–960.

Öst, L. G. (1987). Applied relaxation. Description of a coping technique and review of controlled studies. *Behavior Research and Therapy, 25,* 397–409.

Pallesen, S., Nordhus, I. H. & Kvale, G. (1998). Non-pharmacological interventions for insomnia in older adults: a meta-analysis of treatment efficacy. *Psychotherapy: Theory, Research, Practice, Training, 35,* 472–481.

Rechtschaffen, A. & Kales, A. (1968). *A manual of standardized terminology, techniques and scoring system for sleep stages of human subjects.* Washington, DC: US Government Printing Office, Public Health Service.

Redline, S., Kirchner, H. L., Quan, S. F., Gottlieb, D. J., Kapur, V. & Newman, A. (2004). The effects of age, sex, ethnicity, and sleep-disordered breathing on sleep architecture. *Archives of Internal Medicine, 164,* 406–418.

Riemann, D. & Backhaus, J. (Hrsg.). (1996). *Schlafstörungen bewältigen. Ein psychologisches Gruppenprogramm.* Weinheim: Beltz/Psychologie Verlags Union.

Riemann, D., Berger, M. & Voderholzer, U. (2001). Sleep and depression – results from psychobiological studies: an overview. *Biological Psychology, 57,* 67–103.

Riemann, D. & Perlis, M. L. (2009). The treatments of chronic insomnia: A review of benzodiazepine receptor agonists and psychological and behavioral therapies. *Sleep Medicine Reviews, 13,* 205–214.

Riemann, D., Spiegelhalder, K., Feige, B., Voderholzer, U., Berger, M., Perlis, M. & Nissen, C. (2010). The hyperarousal model of insomnia: A review of the concept and its evidence. *Sleep Medicine Reviews, 14,* 19–31.

Riemann, D. & Voderholzer, U. (2003) Primary insomnia: a risk factor to develop depression? *Journal of Affective Disorders, 76,* 255–259.

Riemann, D., Voderholzer, U., Spiegelhalder, K., Hornyak, M., Buysse, D. J., Nissen, C., Hennig, J., Perlis, M. L., van Elst, L. T. & Feige B. (2007). Chronic insomnia and MRI-measured hippocampal volumes: a pilot study. *Sleep, 30,* 955–958.

Rubinstein, M. L., Rothenberg, S. A., Maheswaran, S., Tsai, J. S., Zozuka, R. & Spielman, A. (1990). Modified sleep restriction therapy in middle-aged and elderly chronic insomniacs. *Sleep Research, 19,* 276.

Schramm, E. (1996). *Interpersonelle Psychotherapie.* Stuttgart: Schattauer.

Schramm, E., Hohagen, F., Graßhoff, U. & Berger, M. (1991). *Strukturiertes Interview für Schlafstörungen nach DSM-III-R (SIS-D)*. Weinheim: Beltz Test GmbH.

Schramm, E., Hohagen, F., Grasshoff, U., Riemann, D., Hajak, G., Weeß, H.-G. & Berger, M. (1993). Test-retest reliability and validity of the structered interview for sleep disorders and according to DSM-III-R. *American Journal of Psychiatry, 150* (6), 867–872.

Schramm, E., Hohagen, F., Käppler, C., Grasshoff, U. & Berger, M. (1995). Mental comorbidity of chronic insomnia in general practice attenders using DSM-III-R. *Acta psychiatrica Scandinavica, 91,* 10–17.

Schramm, E. & Riemann, D. (Hrsg.). (1995). *ICSD. Internationale Klassifikation der Schlafstörungen.* Weinheim: Psychologie Verlags Union.

Schwabe, U. & Paffrath, D. (2006). *Arzneimittelverordnungs-Report 2006.* Berlin: Springer.

Sivertsen, B., Omvik, S., Pallesen, S., Bjorvatn, B., Havik, O. E., Kvale, G., Nielsen, G. H. & Nordhus, I. H. (2006). Cognitive behavioral therapy vs zopiclone for treatment of chronic primary insomnia in older adults: a randomized controlled trial. *Journal of the American Medical Association, 295,* 2851–2858.

Smith, M. T., Perlis, M. L., Park, A., Smith, M. S., Pennington, J., Giles, D. E. & Buysse, D. J. (2002). Comparative meta-analysis of pharmacotherapy and behavior therapy for persistent insomnia. *American Journal of Psychiatry, 159,* 5–11.

Spiegelhalder, K., Kyle, S. D., Feige, B., Prem, M., Nissen, C., Espie, C. A. & Riemann, D. (2010). The impact of sleep-related attentional bias on polysomnographically measured sleep in primary insomnia. *Sleep, 33,* 107–112.

Spielman, A. J., Saskin, P. & Thorpy, M. J. (1987). Treatment of chronic insomnia by restriction of time in bed. *Sleep, 10,* 45–56.

Stevinson, C. & Ernst, E. (2000). Valerian for insomnia: A systematic review of randomized clinical trials. *Sleep Medicine, 1,* 91–99.

Tononi, G. & Chirelli, C. (2006). Sleep function and synaptic homeostasis. *Sleep Medicine Reviews, 10,* 49–62.

Watson, N. F., Goldberg, J., Arguelles, L. & Buchwald, D. (2006). Genetic and environmental influences on insomnia, daytime sleepiness, and obesity in twins. *Sleep, 29,* 645–649.

Zhang, B. & Wing, Y. K. (2006). Sex differences in insomnia: a meta-analysis. *Sleep, 29,* 85–93.

Zwart, C. A. & Lisman, S. A. (1979). Analysis of stimulus control treatment of sleep-onset insomnia. *Journal of Consulting and Clinical Psychology, 47* (1), 113–118.

10   Anhang

Anleitung zum Ruhebild

Denken Sie jetzt an Ihr Ruhebild. Stellen Sie sich die Situation möglichst konkret vor: Was können Sie sehen, hören, riechen, fühlen, schmecken? Stellen Sie sich die Jahreszeit, die Tageszeit, das Wetter vor. Genießen Sie die Situation, entspannen Sie sich. Lassen Sie sich einfach gehen und spüren Sie das Wohlbefinden, das sich nun ausbreitet.

Zusatzinstruktion für die ersten Durchgänge beim Ruhebild

Lassen Sie sich nicht irritieren, wenn Ihnen das Ruhebild schnell wieder wegrutscht, das ist ganz normal.

Wichtig ist das Wohlbefinden, das Sie spüren, wenn Sie sich in die Situation hineinversetzen.

Anleitung zur Progressiven Muskelentspannung

Vorbereitung des Entspannungstrainings

Setzen oder legen Sie sich möglichst bequem zurecht. Legen Sie störende Gegenstände wie z. B. Ihre Brille zur Seite. Schließen Sie die Augen, stellen Sie sich auf Entspannung ein und versuchen Sie, Ihre Muskeln so locker und entspannt wie möglich werden zu lassen.

Hände und Unterarme

Spannen Sie nun die Hände an, indem Sie sie zu Fäusten ballen.

Spüren Sie die Anspannung in den Händen und Unterarmen.

Öffnen Sie die Hände wieder, legen die Hände wieder bequem zurück und entspannen sie. Lassen Sie die Muskeln ganz locker werden. Achten Sie, auch bei den folgenden Übungen, auf den Unterschied zwischen der Anspannung und der Entspannung.

Oberarme

Spannen Sie die Oberarme an, indem Sie die Ellbogen beugen und die Hände Richtung Schultern führen. Halten Sie kurz die Spannung.

Und wieder locker lassen. Legen Sie die Arme wieder bequem zurück und entspannen Sie die Muskeln.

Gesicht

Kneifen Sie die Augen zusammen und rümpfen Sie die Nase. Halten Sie kurz die Anspannung.

Und wieder lockern: Entspannen Sie die Augenpartie und die Nase, lassen Sie die Muskeln locker und entspannt werden.

Nacken und Hals

Versuchen Sie, Ihren Hals gleichzeitig in alle vier Richtungen zu bewegen und damit anzuspannen. Spüren Sie die Anspannung, die dabei entsteht, und halten Sie sie kurz.

Lockern Sie Ihren Hals, indem Sie ihn vorsichtig nach rechts und links ausbalancieren und lassen Sie dann die Muskeln ganz locker werden.

Brust

Atmen Sie ruhig ein und aus. Atmen Sie nun einmal tief ein und halten die Luft an. Spüren Sie die Spannung in Ihrer Brust.

Lassen Sie nun die Luft wieder langsam ausströmen und spüren Sie beim langsamen Ausatmen die Entspannung. Atmen Sie weiter: ruhig ein und aus. Genießen Sie die Entspannung beim langsamen Ausatmen.

Bauch

Spannen Sie Ihre Bauchmuskeln an, indem Sie sie kräftig nach innen ziehen. Halten Sie die Anspannung für eine kurze Zeit.

Entspannen Sie die Bauchmuskulatur wieder, lassen Sie sie ganz locker werden.

Gesäß, Beine und Füße

Ziehen Sie die Zehen gegen das Gesicht und kneifen Sie die Gesäßmuskeln zusammen. Spannen Sie das Gesäß, die Oberschenkel, Unterschenkel und Füße an und halten kurz diese Anspannung.

Wiederholung der Muskelgruppen ohne Anspannungskomponente

Und wieder locker lassen: Entspannen Sie das Gesäß, die Oberschenkel, Unterschenkel und die Füße. Stellen oder legen Sie die Füße und Beine wieder bequem zurecht. Achten Sie auf die Füße, die jetzt ganz entspannt sind. Spüren Sie, wie die Entspannung sich immer mehr ausbreitet. Die Unterschenkel sind entspannt, ebenso die Oberschenkel. Die Gesäßmuskulatur ist entspannt, die Bauchmuskeln sind locker. Atmen Sie ruhig ein und aus. Genießen Sie die Entspannung beim langsamen Ausatmen. Lassen Sie dabei die Entspannung tiefer und tiefer werden. Genießen Sie die Entspannung, lassen Sie los. Spüren Sie auch die Entspannung in den Schultern, Nacken und Hals. Auch die Gesichtsmuskeln sind entspannt: Die Stirn ist entspannt und glatt wie eine leere Fläche. Die Augenlider werden schwer, die Nase ist entspannt. Auch die Oberarme, die Unterarme, die Hände und Finger sind entspannt. Genießen Sie die Entspannung, lassen Sie sich gehen, atmen Sie ruhig ein und aus.

Beenden der Entspannung

Wenn Sie die Entspannung beenden möchten, bewegen Sie zunächst langsam und vorsichtig die Füße und Beine. Anschließend die Hände und Arme. Räkeln und strecken Sie sich, wenn Sie möchten, so als ob Sie morgens erwachen. Öffnen Sie langsam die Augen.

Pittsburgher Schlafqualitätsindex (PSQI)

Name: _____

Geburtsdatum: _____ Datum: _____

Durchführungsanweisungen

Die folgenden Fragen beziehen sich auf Ihre üblichen Schlafgewohnheiten und zwar nur während der letzten zwei Wochen. Ihre Antworten sollten möglichst genau sein und sich auf die Mehrzahl der Tage und Nächte während der letzten zwei Wochen beziehen. Beantworten Sie bitte alle Fragen.

1. Wann sind sie während der letzten zwei Wochen gewöhnlich abends zu Bett gegangen?

   Übliche Uhrzeit: _____

2. Wie lange hat es während der letzten zwei Wochen gewöhnlich gedauert, bis Sie nachts eingeschlafen sind?

   In Minuten: _____

3. Wann sind Sie während der letzten zwei Wochen gewöhnlich morgens aufgestanden?

   Übliche Uhrzeit: _____

4. Wieviel Stunden haben Sie während der letzten zwei Wochen pro Nacht tatsächlich geschlafen? (Das muss nicht mit der Anzahl der Stunden übereinstimmen, die Sie im Bett verbracht haben.)

   Effektive Schlafzeit (Stunden) pro Nacht: _____

Kreuzen Sie bitte für jede der folgenden Fragen die für Sie zutreffende Antwort an. Beantworten Sie bitte alle Fragen.

5. Wie oft haben Sie während der letzten zwei Wochen schlecht geschlafen, weil …

   a) … Sie nicht innerhalb von 30 Minuten einschlafen konnten?

Während der letzten zwei Wochen gar nicht	Weniger als einmal pro Woche	Einmal oder zweimal pro Woche	Dreimal oder häufiger pro Woche
☐	☐	☐	☐

b) ... Sie mitten in der Nacht oder früh morgens aufgewacht sind?

Während der letzten zwei Wochen gar nicht	Weniger als einmal pro Woche	Einmal oder zweimal pro Woche	Dreimal oder häufiger pro Woche
☐	☐	☐	☐

c) ... Sie aufstehen mussten, um zur Toilette zu gehen?

Während der letzten zwei Wochen gar nicht	Weniger als einmal pro Woche	Einmal oder zweimal pro Woche	Dreimal oder häufiger pro Woche
☐	☐	☐	☐

d) ... Sie Beschwerden beim Atmen hatten?

Während der letzten zwei Wochen gar nicht	Weniger als einmal pro Woche	Einmal oder zweimal pro Woche	Dreimal oder häufiger pro Woche
☐	☐	☐	☐

e) ... Sie husten mussten oder laut geschnarcht haben?

Während der letzten zwei Wochen gar nicht	Weniger als einmal pro Woche	Einmal oder zweimal pro Woche	Dreimal oder häufiger pro Woche
☐	☐	☐	☐

f) ... Ihnen zu kalt war?

Während der letzten zwei Wochen gar nicht	Weniger als einmal pro Woche	Einmal oder zweimal pro Woche	Dreimal oder häufiger pro Woche
☐	☐	☐	☐

g) ... Ihnen zu warm war?

Während der letzten zwei Wochen gar nicht	Weniger als einmal pro Woche	Einmal oder zweimal pro Woche	Dreimal oder häufiger pro Woche
☐	☐	☐	☐

h) ... Sie schlecht geträumt hatten?

Während der letzten zwei Wochen gar nicht	Weniger als einmal pro Woche	Einmal oder zweimal pro Woche	Dreimal oder häufiger pro Woche
☐	☐	☐	☐

i) ... Sie Schmerzen hatten?

Während der letzten zwei Wochen gar nicht	Weniger als einmal pro Woche	Einmal oder zweimal pro Woche	Dreimal oder häufiger pro Woche
☐	☐	☐	☐

j) Andere Gründe? Bitte beschreiben: _____

_____

_____

Wie oft während der letzten Zeit konnten Sie aus diesem Grund schlecht schlafen?

Während der letzten zwei Wochen gar nicht	Weniger als einmal pro Woche	Einmal oder zweimal pro Woche	Dreimal oder häufiger pro Woche
☐	☐	☐	☐

6. Wie würden Sie insgesamt die Qualität ihres Schlafes während der letzten zwei Wochen beurteilen?

sehr gut	ziemlich gut	ziemlich schlecht	sehr schlecht
☐	☐	☐	☐

7. Wie oft haben Sie während der letzten zwei Wochen Schlafmittel eingenommen (vom Arzt verschriebene oder frei verkäufliche)?

Während der letzten zwei Wochen gar nicht	Weniger als einmal pro Woche	Einmal oder zweimal pro Woche	Dreimal oder häufiger pro Woche
☐	☐	☐	☐

Wenn ja, bitte Präparat und Dosis angeben:

_____

_____

8. Wie oft hatten Sie während der letzten zwei Wochen Schwierigkeiten, wachzubleiben, etwa beim Autofahren, beim Essen oder bei gesellschaftlichen Anlässen?

Während der letzten zwei Wochen gar nicht	Weniger als einmal pro Woche	Einmal oder zweimal pro Woche	Dreimal oder häufiger pro Woche
☐	☐	☐	☐

9. Hatten Sie während der letzten zwei Wochen Probleme, mit genügend Schwung die üblichen Alltagsaufgaben zu erledigen?

keine Probleme	kaum Probleme	etwas Probleme	große Probleme
☐	☐	☐	☐

10. Schlafen Sie alleine im Zimmer?

ja	ja, aber ein Partner/Mitbewohner schläft in einem anderen Zimmer	nein, der Partner schläft im selben Zimmer, aber nicht im selben Bett	nein, der Partner schläft im selben Bett
☐	☐	☐	☐

Falls Sie einen Mitbewohner oder Partner haben, fragen Sie sie/ihn bitte, ob und wie oft sie/er bei Ihnen Folgendes bemerkt hat:

a) Lautes Schnarchen:

Während der letzten zwei Wochen gar nicht	Weniger als einmal pro Woche	Einmal oder zweimal pro Woche	Dreimal oder häufiger pro Woche
☐	☐	☐	☐

b) Lange Atempausen während des Schlafes:

Während der letzten zwei Wochen gar nicht	Weniger als einmal pro Woche	Einmal oder zweimal pro Woche	Dreimal oder häufiger pro Woche
☐	☐	☐	☐

c) Zucken oder ruckartige Bewegungen der Beine während des Schlafs:

Während der letzten zwei Wochen gar nicht	Weniger als einmal pro Woche	Einmal oder zweimal pro Woche	Dreimal oder häufiger pro Woche
☐	☐	☐	☐

d) Nächtliche Phasen der Verwirrung oder Desorientierung während des Schlafes:

Während der letzten zwei Wochen gar nicht	Weniger als einmal pro Woche	Einmal oder zweimal pro Woche	Dreimal oder häufiger pro Woche
☐	☐	☐	☐

e) Andere Formen von Unruhe während des Schlafens; bitte beschreiben:

_____

_____

_____

_____

Wie oft traten während der letzten zwei Wochen solche Formen der Unruhe auf?

Während der letzten zwei Wochen gar nicht	Weniger als einmal pro Woche	Einmal oder zweimal pro Woche	Dreimal oder häufiger pro Woche
☐	☐	☐	☐

Auswertungsbogen für den PSQI

Name: _____

Der Pittsburger Schlafqualitätsindex (PSQI) umfasst 19 Fragen auf Selbstbeur-
teilungsbasis sowie 5 Fragen, die von dem Partner oder Mitbewohner, sofern
vorhanden, beurteilt werden.

Nur die selbstbeurteilten Fragen werden bewertet. Die 19 Selbstbeurteilungs-
items werden zu „Komponentenwerten" kombiniert, von denen jeder einen Wert
von 0 bis 3 Punkten annehmen kann.

Ein Wert von „0" bedeutet in allen Fällen „keine Schwierigkeiten", während ein
Wert von „3" „große Schwierigkeiten" bedeutet. Die sieben Komponentenwerte
werden dann zusammengezählt, um einen „Gesamtwert" von 0 bis 21 Punkten
zu errechnen, wobei „0" wieder für „keinerlei Schwierigkeiten" steht und „21" für
„große Schwierigkeiten in allen Bereichen".

Die Bewertung verläuft folgendermaßen:

Komponente 1: Subjektive Schlafqualität

Gehe zu Frage 6 und bewerte folgendermaßen:

ANTWORT	KOMPONENTENWERT 1	
„Sehr gut"	0	
„Ziemlich gut"	1	
„Ziemlich schlecht"	2	
„Sehr schlecht"	3	**Komponentenwert 1:** _____

Komponente 2: Schlaflatenz

1. Gehe zu Frage 2 und bewerte folgendermaßen:

ANTWORT	WERT FRAGE 2	
≤ 15 Min.	0	
16–30 Min.	1	
31–60 Min.	2	
> 60 Min.	3	Wert Frage 2: _____

2. Gehe zu Frage 5a und bewerte folgendermaßen:

ANTWORT	WERT FRAGE 5a	
Gar nicht	0	
Weniger als einmal	1	
Einmal od. zweimal	2	
Dreimal od. häufiger	3	Wert Frage 5a: _____

3. Wert von Frage 2 und 5a addieren: Summe von 2 und 5a: _____

4. Bewerte Komponente 2 folgendermaßen:

SUMME VON 2 UND 5a	KOMPONENTENWERT 2	
0	0	
1–2	1	
3–4	2	
5–6	3	**Komponentenwert 2:** _____

Komponente 3: Schlafdauer

Gehe zu Frage 4 und bewerte folgendermaßen:

ANTWORT	KOMPONENTENWERT	
> 7 Std.	0	
6–7 Std.	1	
5–6 Std.	2	
< 5 Std.	3	**Komponentenwert 3:** ____

Komponente 4: Schlafeffizienz

1. Notiere die Schlafzeit in Stunden (Frage 4): ____

2. Berechne die Anzahl der im Bett verbrachten Stunden:

   Aufstehzeit (Frage 3): ____   Zubettgehzeit (Frage 1): ____

   Anzahl der im Bett verbrachten Stunden: ____

3. Berechne die Schlafeffizienz folgendermaßen:

   (Schlafzeit in Stunden/Anzahl der im Bett verbrachten Stunden) × 100 = Schlafeffizienz %

   (____ / ____) × 100 = ____ %

4. Bewerte Komponente 4 folgendermaßen:

SCHLAFEFFIZIENZ %	KOMPONENTENWERT 4	
≥ 85 %	0	
75–84 %	1	
65–74 %	2	
< 65 %	3	**Komponentenwert 4:** ____

Komponente 5: Schlafstörungen

1. Gehe zu Frage 5b bis 5j und bewerte *jede* Frage folgendermaßen:

ANTWORT	WERT
Gar nicht	0
Weniger als einmal	1
Einmal oder zweimal	2
Dreimal oder häufiger	3

5b Wert ____
5c Wert ____
5d Wert ____
5e Wert ____
5f Wert ____
5g Wert ____
5h Wert ____
5i Wert ____
5j Wert ____

2. Addiere die Werte der Fragen 5b – 5j: Summe 5b – 5j: ____

3. Bewerte Komponentenwert 5 folgendermaßen:

SUMME von 5b – 5j	KOMPONENTENWERT 5	
0	0	
1–9	1	
10–18	2	
19–27	3	**Komponentenwert 5:** ____

Komponente 6: Schlafmittelkonsum

Gehe zu Frage 7 und bewerte folgendermaßen:

ANTWORT	KOMPONENTENWERT 6	
Gar nicht	0	
Weniger als einmal	1	
Einmal oder zweimal	2	
Dreimal oder häufiger	3	**Komponentenwert 6:** _____

Komponente 7: Tagesmüdigkeit

1. Gehe zu Frage 8 und bewerte folgendermaßen:

ANTWORT	WERT	
Nie	0	
Einmal oder zweimal	1	
Einmal oder zweimal pro Woche	2	
Dreimal oder häufiger pro Woche	3	Wert Frage 8: _____

2. Gehe zu Frage 9 und bewerte folgendermaßen:

ANTWORT	WERT	
Keine Probleme	0	
Kaum Probleme	1	
Etwas Probleme	2	
Große Probleme	3	Wert Frage 9: _____

3. Addiere die Werte der Fragen 8 und 9:   Summe von 8 und 9: _____

4. Bewerte Komponente 7 folgendermaßen:

SUMME VON 8 UND 9	KOMPONENTENWERT 7	
0	0	
1–2	1	
3–4	2	
5–6	3	**Komponentenwert 7:** _____

Hinweis: Die Antworten der Frage 10 gehen nicht in den numerischen Gesamtwert des PSQI ein, sondern dienen qualitativ als Hinweise für das Vorliegen organischer Faktoren wie Apnoe oder Restless Legs.

Addiere die sieben Komponentenwerte = Gesamtwert PSQI

Schlafqualität	(Komponente 1): _____
Schlaflatenz	(Komponente 2): _____
Schlafdauer	(Komponente 3): _____
Schlafeffizienz	(Komponente 4): _____
Schlafstörungen	(Komponente 5): _____
Schlafmittelkonsum	(Komponente 6): _____
Tagesmüdigkeit	(Komponente 7): _____

GESAMTWERT PSQI: _____

Schlaftagebuch: Abendprotokoll

Name: _____ Woche vom _____ bis _____

Bitte am Abend vor dem Schlafengehen ausfüllen

	Montag-abend	Dienstag-abend	Mittwoch-abend	Donnerstag-abend	Freitag-abend	Samstag-abend	Sonntag-abend
Datum:							
Tagesmüdigkeit: 1 = keine Müdigkeit 6 = starke Müdigkeit	1 ☐☐☐☐☐☐ 6	1 ☐☐☐☐☐☐ 6	1 ☐☐☐☐☐☐ 6	1 ☐☐☐☐☐☐ 6	1 ☐☐☐☐☐☐ 6	1 ☐☐☐☐☐☐ 6	1 ☐☐☐☐☐☐ 6
Konzentration: 1 = sehr konzentriert 6 = sehr unkonzentriert	1 ☐☐☐☐☐☐ 6	1 ☐☐☐☐☐☐ 6	1 ☐☐☐☐☐☐ 6	1 ☐☐☐☐☐☐ 6	1 ☐☐☐☐☐☐ 6	1 ☐☐☐☐☐☐ 6	1 ☐☐☐☐☐☐ 6
Stimmung: 1 = sehr gute Stimmung 6 = sehr schlechte Stimmung	1 ☐☐☐☐☐☐ 6	1 ☐☐☐☐☐☐ 6	1 ☐☐☐☐☐☐ 6	1 ☐☐☐☐☐☐ 6	1 ☐☐☐☐☐☐ 6	1 ☐☐☐☐☐☐ 6	1 ☐☐☐☐☐☐ 6
Schlaf am Tag wie z. B. Mittagsschlaf, Nickerchen vorm Fernseher etc. Dauer (in Std./Min.) und Uhrzeit:							
Koffeinhaltige Gertränke/Alkohol: Menge und Uhrzeit angeben							
Gab es etwas Besonderes am Tage?							

Schlaftagebuch: Morgenprotokoll

Bitte morgens nach dem Aufstehen ausfüllen

	Dienstag-morgen	Mittwoch-morgen	Donnerstag-morgen	Freitag-morgen	Samstag-morgen	Sonntag-morgen	Montag-morgen
Datum:							
Schlafqualität: 1 = sehr gut 6 = sehr schlecht	1 ☐☐☐☐☐☐ 6	1 ☐☐☐☐☐☐ 6	1 ☐☐☐☐☐☐ 6	1 ☐☐☐☐☐☐ 6	1 ☐☐☐☐☐☐ 6	1 ☐☐☐☐☐☐ 6	1 ☐☐☐☐☐☐ 6
Gefühl des Erholtseins: 1 = sehr gut 6 = sehr schlecht	1 ☐☐☐☐☐☐ 6	1 ☐☐☐☐☐☐ 6	1 ☐☐☐☐☐☐ 6	1 ☐☐☐☐☐☐ 6	1 ☐☐☐☐☐☐ 6	1 ☐☐☐☐☐☐ 6	1 ☐☐☐☐☐☐ 6
Licht gelöscht (Uhrzeit):							
Grobe Einschätzung der Einschlafdauer (Min.):							
Aufgewacht? Wenn ja, wie oft ca.?							
Dauer der Wachliegezeit: 1 = sehr kurz 6 = sehr lang	1 ☐☐☐☐☐☐ 6	1 ☐☐☐☐☐☐ 6	1 ☐☐☐☐☐☐ 6	1 ☐☐☐☐☐☐ 6	1 ☐☐☐☐☐☐ 6	1 ☐☐☐☐☐☐ 6	1 ☐☐☐☐☐☐ 6
Wann sind Sie morgens aufgestanden? (Uhrzeit):							
Wie lange haben Sie ca. geschlafen? (Std./Min.) Nur grob einschätzen!							
Haben Sie Schlafmittel genommen? Wenn ja, Präparat und Dosis angeben							

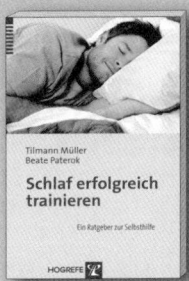
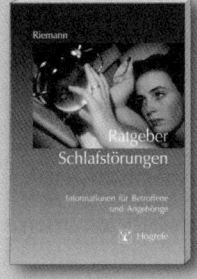
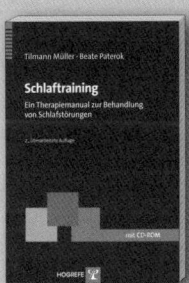
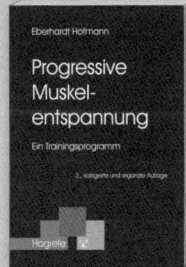
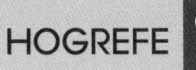 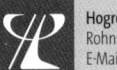

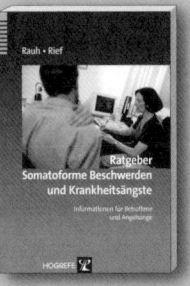
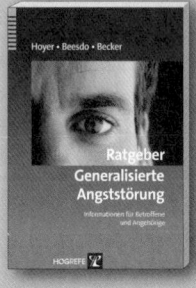
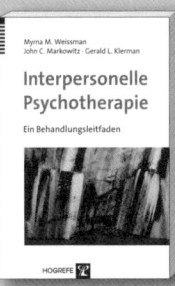
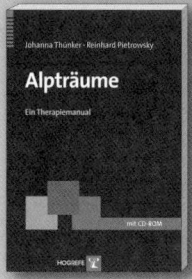